石井美保の

Beauty Soup

美肌をつくる極上レシピ

KOBUNSHA

はじめに

　私が食に興味を持ち、こだわるようになったきっかけは、20代前半に体調を崩して味覚障害になったことでした。アイスクリームの甘さを感じなくなったのでさらにハチミツをかけて食べたり、あたりめのような味の濃いおつまみを醤油に浸して食べたり……。重度のストレスが原因で食事まで取れなくなり、偏った食生活から痩せて体力も落ちてしまいました。

　そのときの私にとって、食べること自体がとても苦しいことで、周りからは「このままだと死んじゃうよ」と心配されるような状況でした。食に興味がなかった当時の私には、自分のためにおいしい食事を作ろうというこだわりは、少しもありませんでした。

　簡単に、毎日飽きずに食べられるものがあるなら、それでいい。家族のために食事は作るけれど、自分は食べない。これでいいやと思うクッキーがあればそれを3食食べ、ヨーグルトきなこにハマったらそればかり、めかぶにハマったらそればかりと、偏食が平気でした。

　一方で、そのころから美容が大好きで、スキンケアを徹底的に研究し、コスメにもこだわっていました。でも、いつも肌はくすんでいて、シワも多く、カサついてツヤ

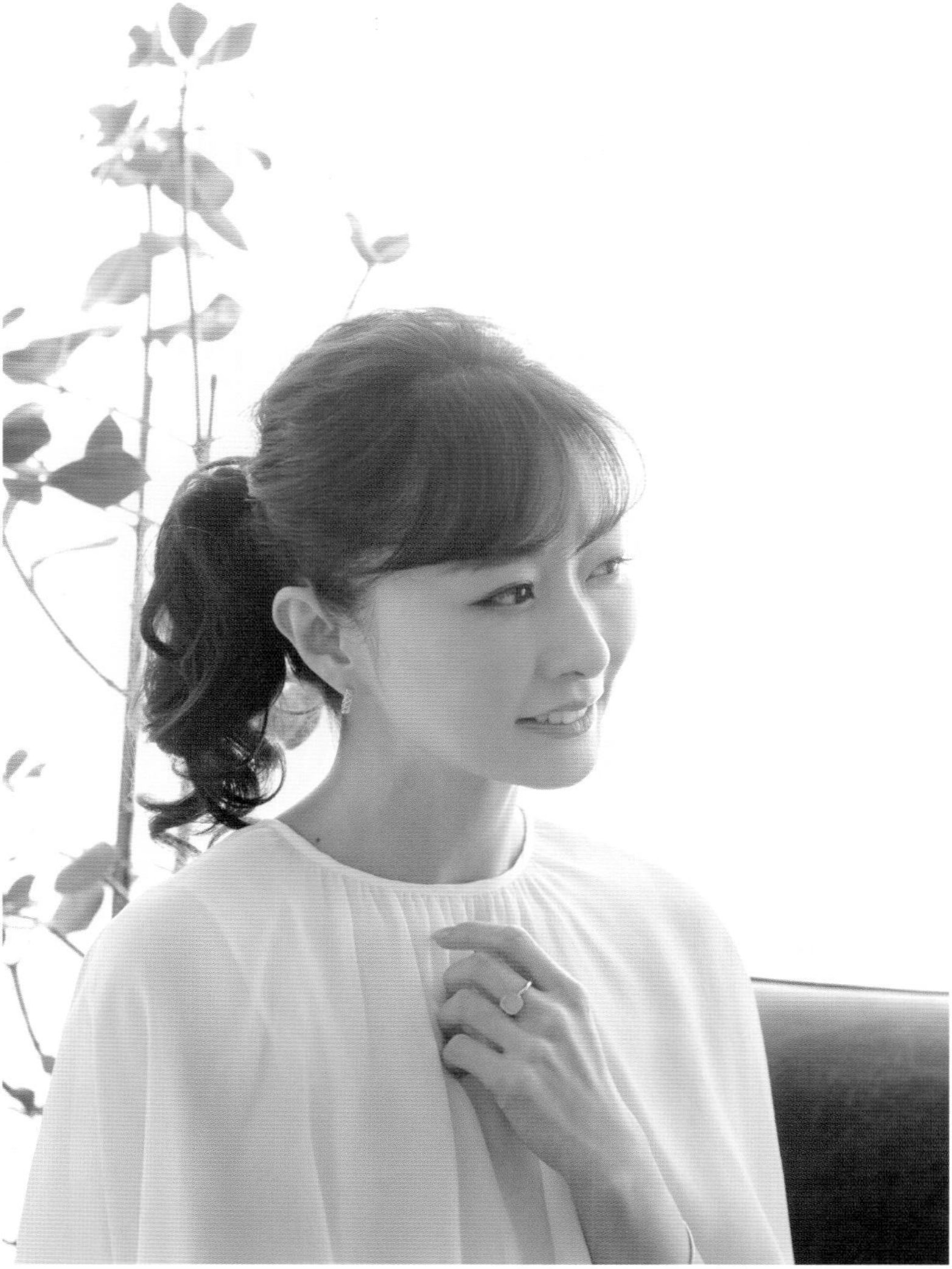

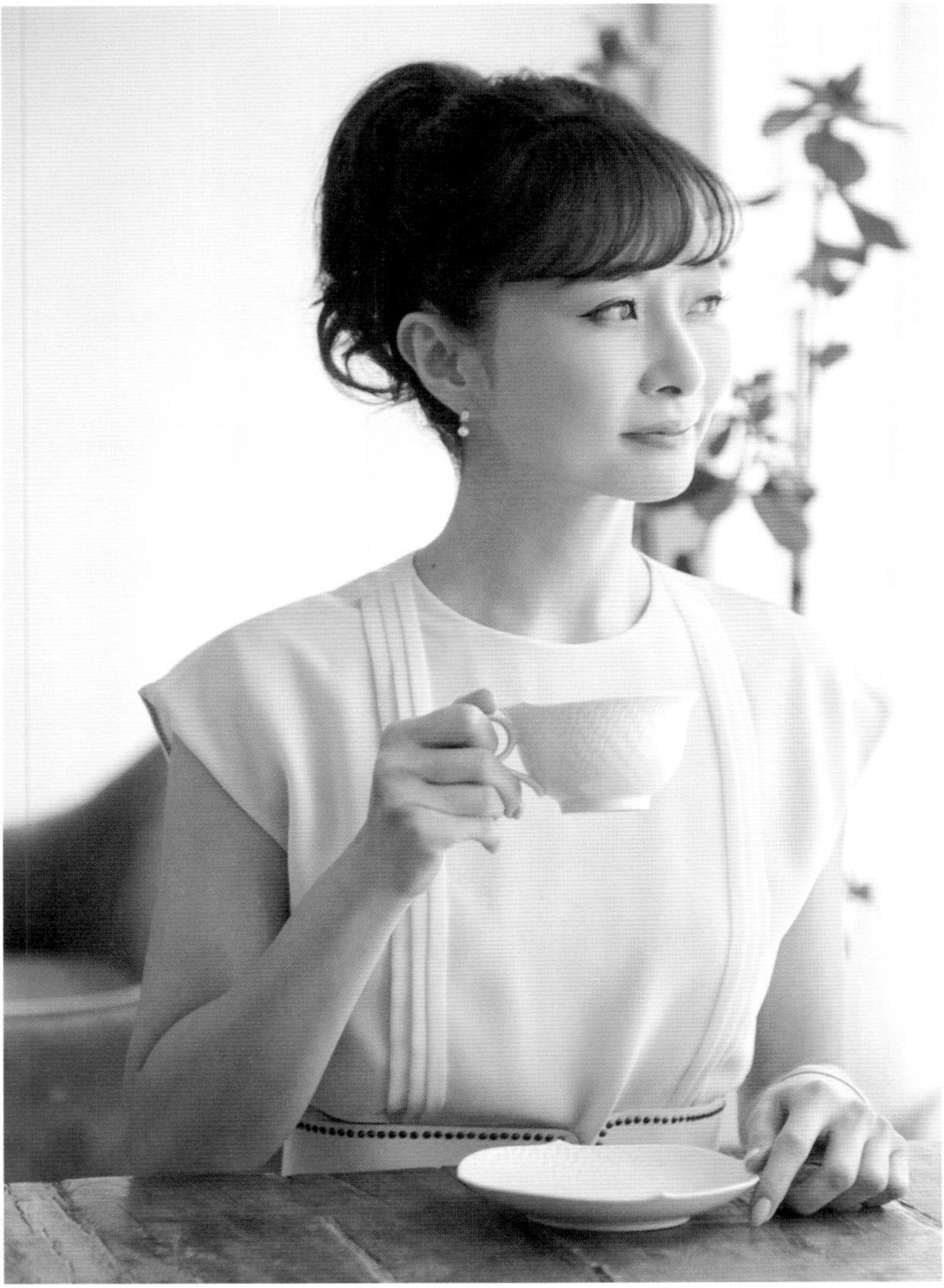

がなくて、周りから「大丈夫？」と言われることもしばしば。

ある日、見かねた友だちが「マクロビって知ってる？」と声をかけてきました。20年ほど前、マクロビオティックが流行する兆しが見え始めたころのことです。その食事法だと、それまで食べていたものが本当の味ではないことに気づき、本当に体が喜ぶものを食べれば体が応えてくれることがわかるといいます。さっそく料理教室に通い始めたことで、食への関心を取り戻していったのです。

マクロビの知識をゆるく取り入れて、なるべく添加物を体に入れないようにしたり、旬のものを食べるように心がけていると、友人が教えてくれたように、添加物に頼らずに作られているものは、素材そのものの味が濃いということに気づくようになりました。

例えば、お値打ちでパッと買えるものは、お野菜は形はきれいでも味は薄い。だから結局、調理の仕上の際にどうしても物足りなさを感じて、塩をいっぱい足したくなってしまう。ですが、オーガニックの野菜はそれだけでしっかり出汁が出るため、化学調味料に頼る必要がありません。こうしたマクロビの考え方が、その後の食生活にも美容にも役に立っていったのです。

ですが、30代はサロンワークが忙しく、どうしても3食きちんと作ることができませんでした。そのころはまだ美容家としてメディアでの仕事は少なく、朝から晩までサロンで施術をする毎日。短時間でパパッと食事をとるような食生活や働き方を続けていけば、人よりも早く肌が老けていってしまうのではないか……と、不安は募るばかりでした。

サロンを始めてわかったのは、自分が元気じゃないとお客様が安心して身を委ねてくれない、ということです。自分がボロボロになりながらキレイにしてあげても、お客様は１００パーセント満足してくれない、ハッピーな気持ちで帰ってもらえないんです。

私自身が健康体で、良いオーラを出してこそ、お客様に安心して身を委ねていただける。これはとても大事なことだと気づきました。

これまで美容に関する本を5冊出させていただきましたが、次は「食」から美にアプローチする本を作りたいという思いから、この本の企画がスタートしました。メイクやスキンケアはもちろん大切ですが、なにより内から美しさを保つことが大切です。それには食が基本にあるということを、この一冊を通してお伝えしていきたいと思います。

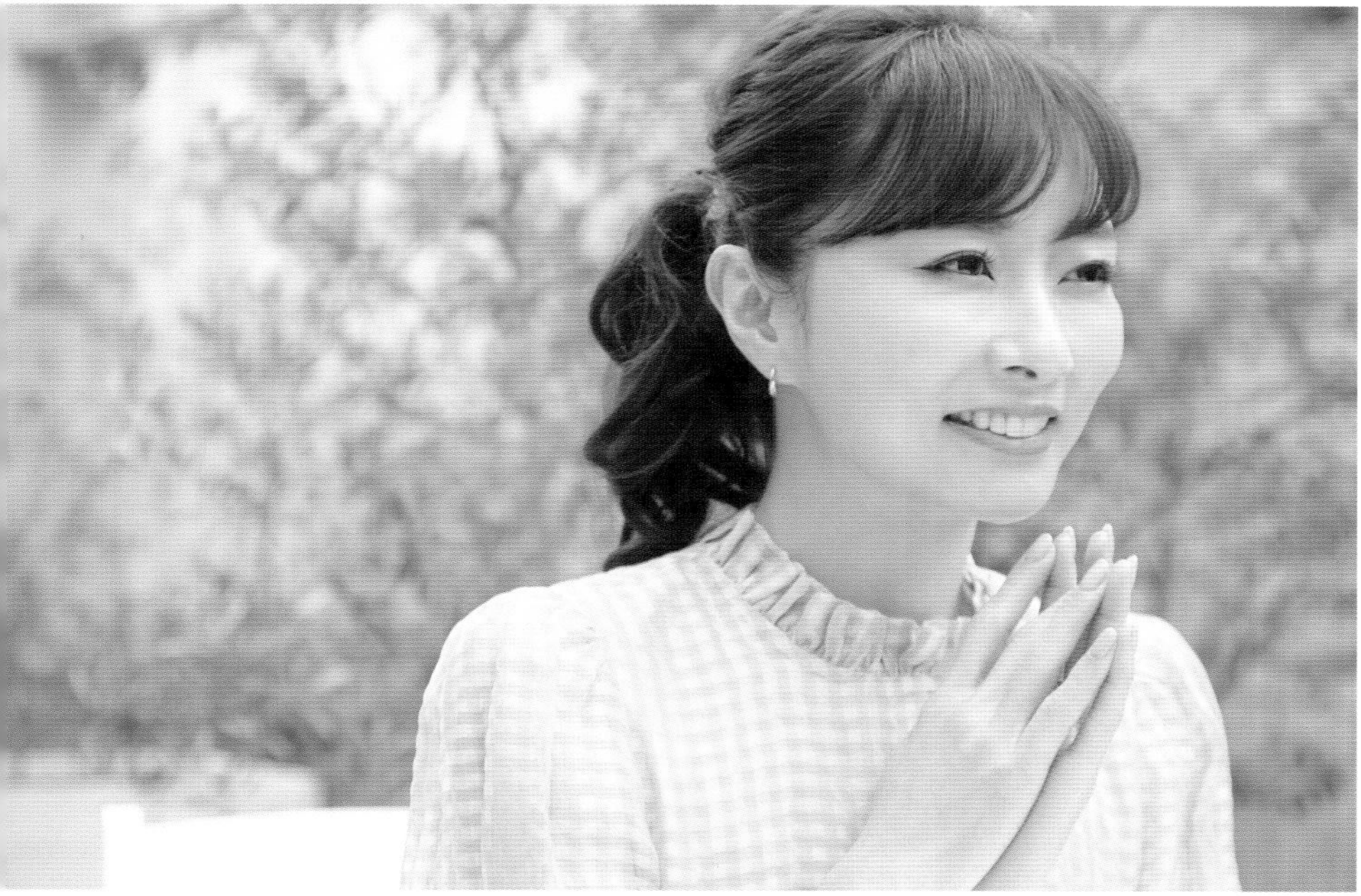

CONTENTS

はじめに 002

Part 1
石井美保の定番美肌スープ

セロリと押し麦のスープ 019
豆乳クラムチャウダー 020
にんじんのポタージュ 022
白菜キムチの豆乳スープ 025
かぶのすり流し風スープ 026
キャベツのポタージュ 029

Part 2
体を温める韓方美肌スープ

BEAUTY TALK 01
キム・ソヒョン先生に聞く「韓方」と「温活」 052
長芋のすり流し風スープ 057
豆もやしのスープ 058
黒豆の冷やしお汁粉風 061

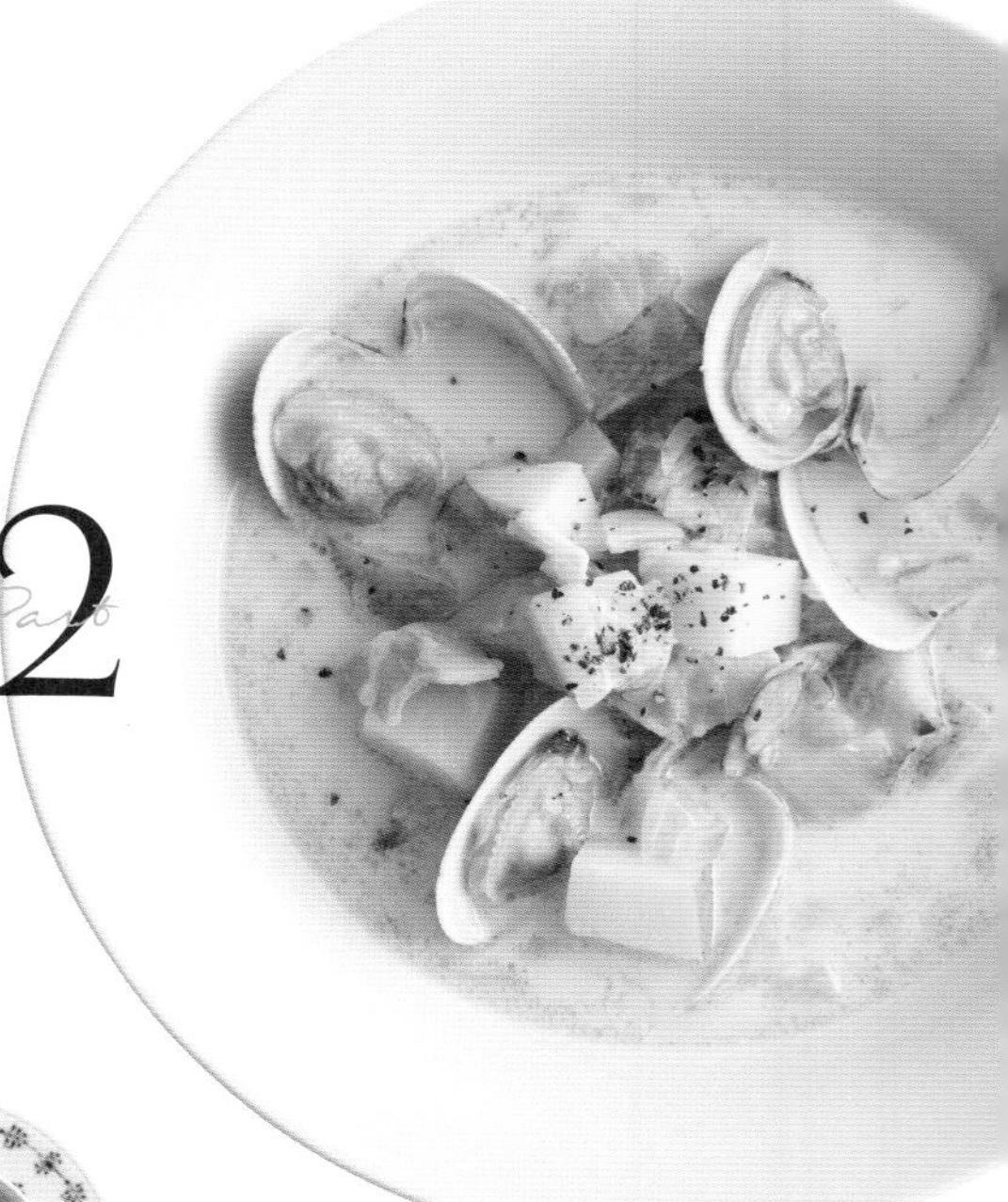

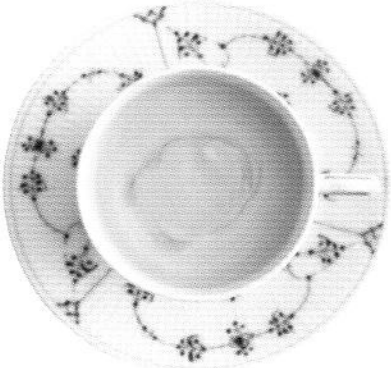

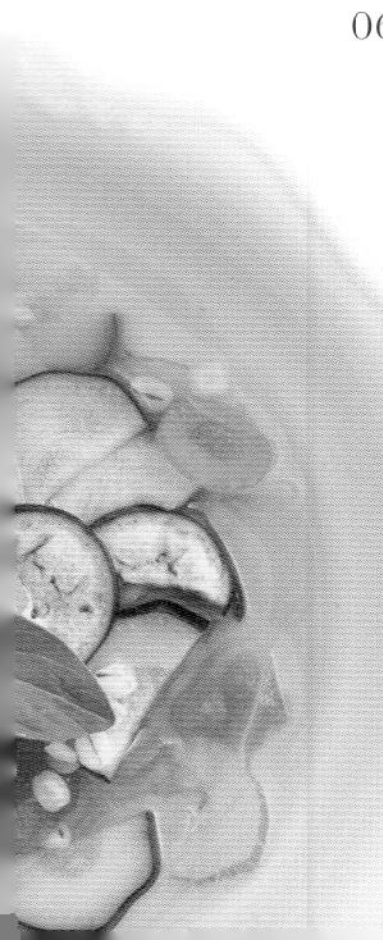

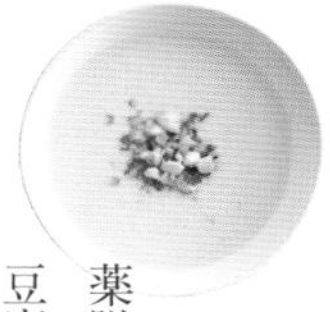

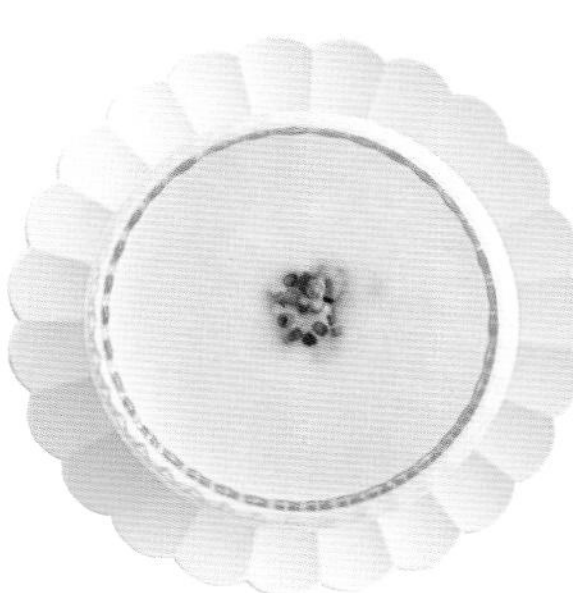

薬膳風きのこ鍋……030
豆腐と百合根の卵スープ……033
白いんげんとマッシュルームのスープ……034
白菜と鶏団子のさっぱり塩スープ……036
車麩のオニオングラタンスープ……039
ごぼうのポタージュ……040
お酢でさっぱり酸辣湯……043
アボカドの冷たいスープ……045
さつまいものデザートスープ……046

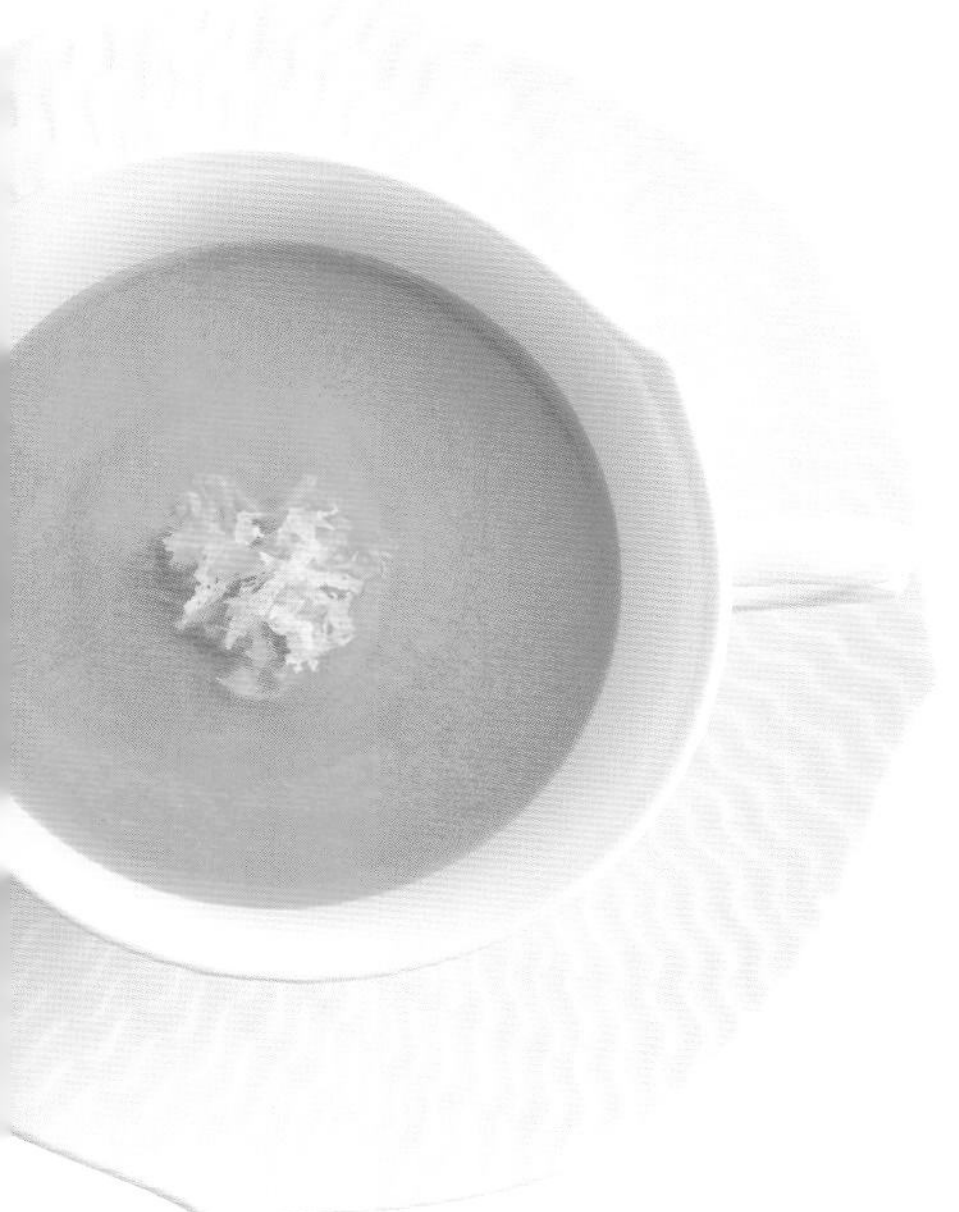

Part 3
週末に作りたい スペシャルケアスープ

白きくらげと鶏のぷるぷるスープ……066
BEAUTY TALK 02
フレンチの巨匠・釜津田シェフに聞く美肌スープ……068
美肌ブイヨン……072
ヴィシソワーズ……074
野菜と大麦のブイヨンスープ……077

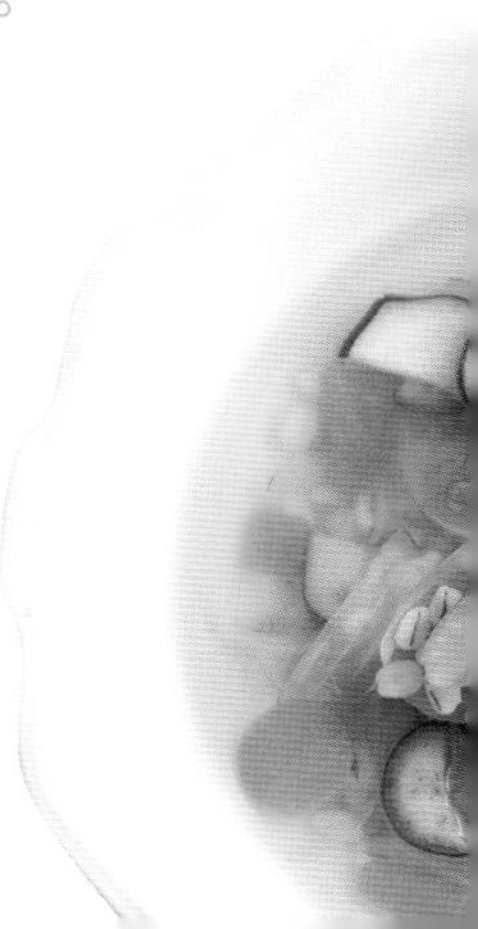

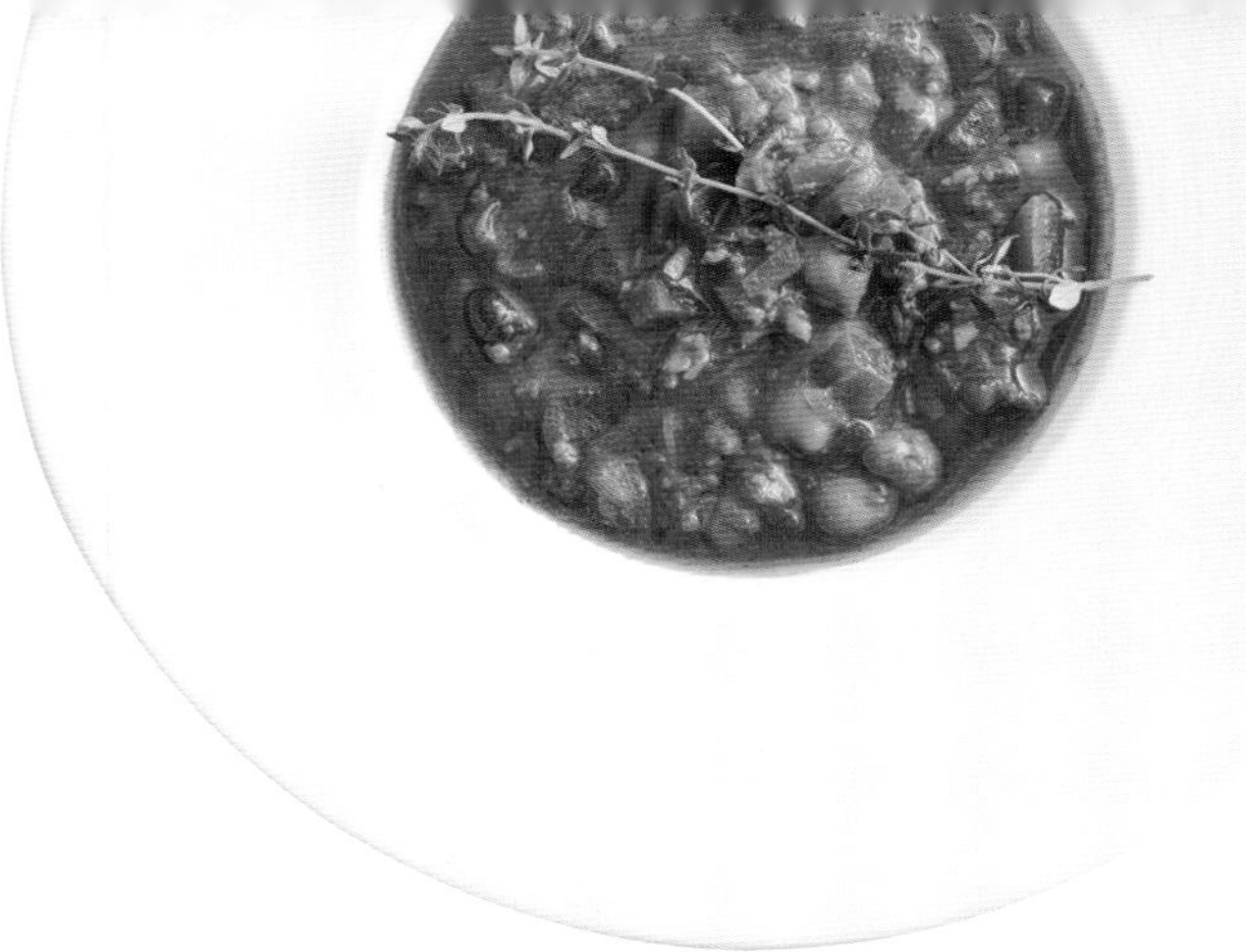

CONTENTS

Part 4
一杯で満足
食べてキレイになる
おかずスープ

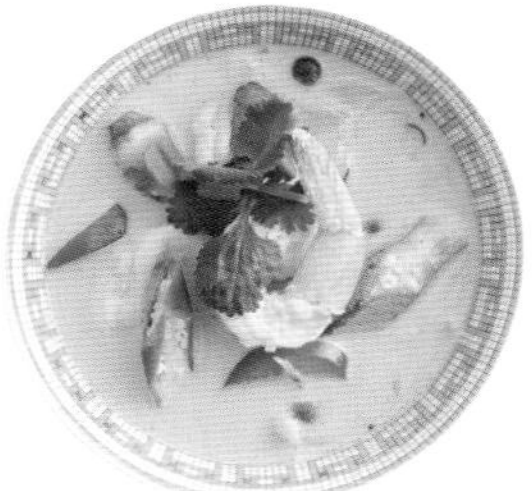

BEAUTY TALK 03
管理栄養士・金丸先生に聞く栄養バランスのヒント……082

豚しゃぶのレモンペッパースープ……086

鮭の甘酒みそスープ……089

ビーツinチリコンカンスープ……090

牛肉と小松菜の粒マスタードスープ……093

えびとオクラとパプリカのラクサ風スープ……094

Part 5

毎日スープ生活を続けるヒント

冷蔵庫に必ずストックしておくものを決める……098
ちょっぴりおしゃれな「仕上げ」を加える……099
スープジャーが大活躍……100
おにぎりは「寝かせ玄米」で……100
小腹がすいたらとにかく「煮卵」……101
紀ノ国屋のマチ付きジッパーバッグを重宝……101
体の中から美肌をつくる、お役立ち調味料……102

おわりに……106

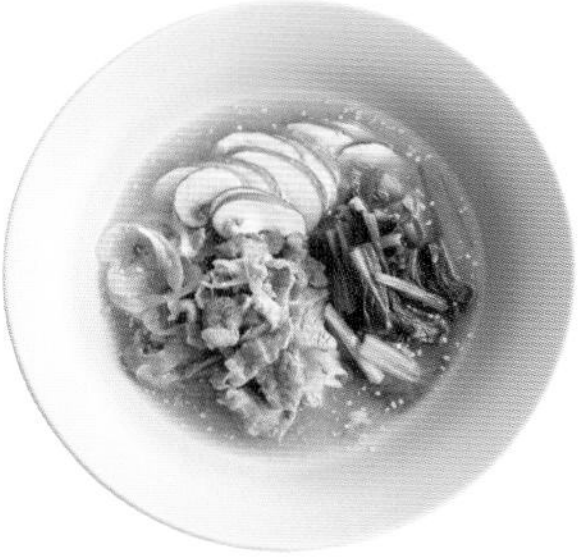

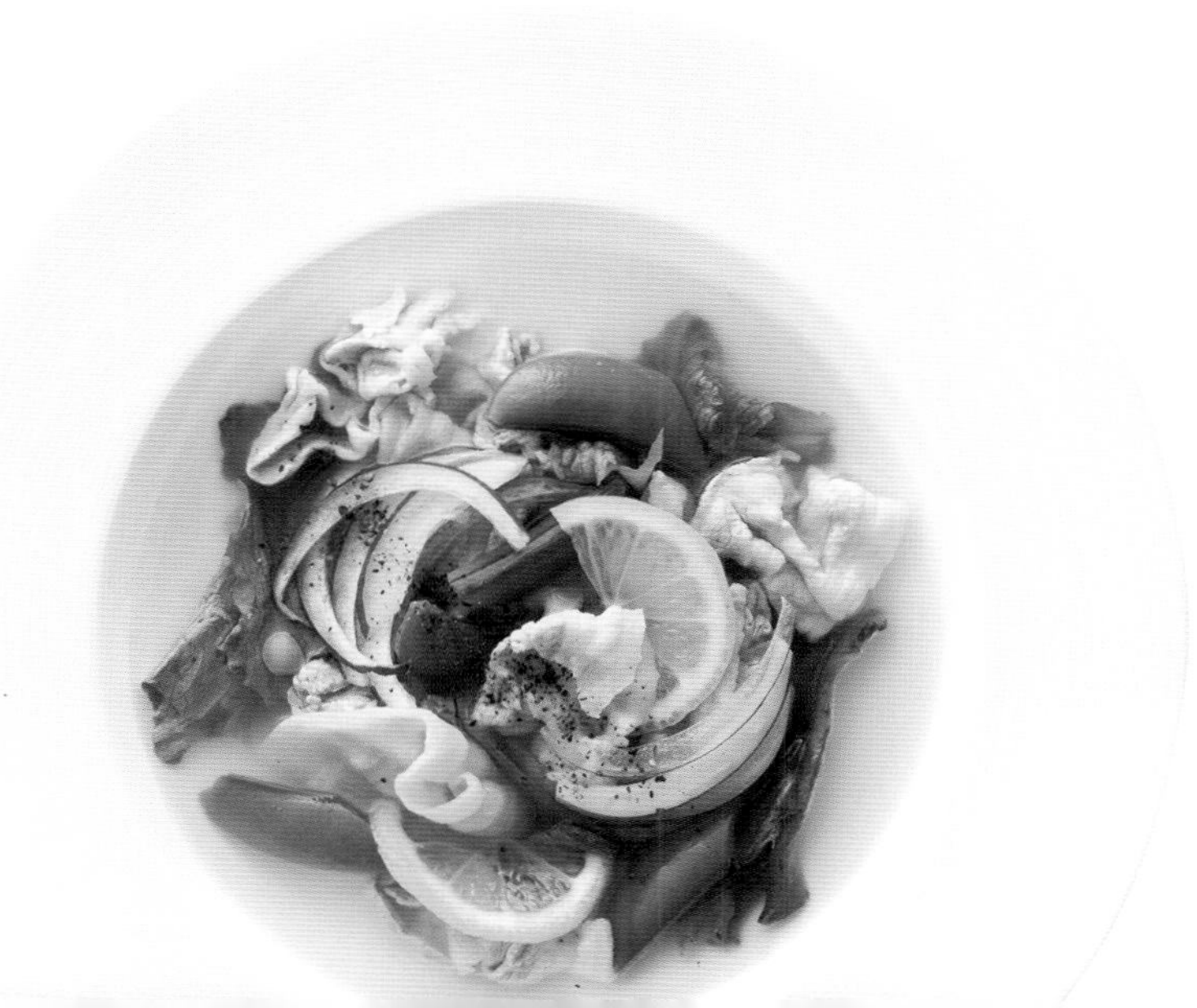

「しないルール」という食へのこだわり

40代になり、いろいろなメディアでみなさんが見てくださる機会が増えたので、忙しそうという印象を持たれることが多いのですが、実は30代のほうが忙しく、全く自分の時間が持てませんでした。サロンワークは連続してお客様に施術するのが朝から夜まで続くので、お手洗いに行く時間も惜しいほどでした。

仕事優先の生活スタイルのため、食生活が疎かになりがちでしたが、年齢を重ねるにつれ、自分が美容家として表に出る上で、取り繕った美しさだけでは信憑性がないと思うようになっていきました。

そこで私が実践したのが、「しないことのこだわり」を決めることでした。

なるべくコンビニで買ったものを食べない。食品成分表をチェックして、添加物が入っていたらおいしそうでも買わない。精製された食品をなるべく摂らない。作り置きの揚げ物は食べない。夜は炭水化物を食べすぎない。市販のドレッシングは使わない……。

「美容のために何を食べていますか？」と、いわば「足し算」のルールを聞かれることが多いのですが、私が一番心がけていることは、そうした〝しないルール〟のほうです。それが決まれば、自ずと食べるものが決まってくるのです。

お客様との対話で気づいた、食と美の関係

サロンにいらっしゃるお客様のお悩みは多岐にわたります。いろいろなスキンケアを試してきたけれど、肌の調子が良くならないとか、年齢による老化の肌悩みとか、本当に人それぞれです。そこでお客様には毎回食事の内容を聞いて、食のアドバイスをさせていただくこともあります。

「たんぱく質が不足しているようだから、しっかり摂ってください」というと、毎日そんなにお肉を食べられないとおっしゃる方や、毎食コンビニのおにぎりとサラダという方も少なくありません。さらにはご飯を食べずにケーキだけで済ませてしまう方もいらっしゃいます。

若いころは自身の持っているもので満ち足りていますが、それがだんだん不足していき、老いていくと感じたとき、口から入れたものが大切なことに気づかされます。私自身も40歳を過ぎて気づいたのですが、何か栄養素が不足するとすぐに体や肌の不調として表れます。ちょっとした食生活の偏りで髪や肌のツヤが失われ、目も乾燥してうるおいがなくなり、ひじや手もカサカサしてきます。

逆に言うと、食生活が整っていたら特別なスキンケアをしていなくても肌の調子がいい、ということを実感しやすくなりました。40代になったからこそ、これまでの経験から肌に

対する食の課題が明らかになったので、それをみなさんに伝えていきたいと思うようになりました。

健康で美しくあるためのスープ生活

現代はとにかく〝忙しい〟という女性が多いですが、私もそのひとりです。仕事や育児などの予定で埋め尽くされた生活の中で、どうにか栄養を摂り体力を維持したい、年齢を重ねても健康で美しくいるためにはどうしたらよいか、みなさんも日々悩まれているのではないでしょうか。

そこで食の提案として一番おすすめしているのが、スープです。私自身の経験から、スープの習慣が美肌づくりにつながることは間違いないという確信がありました。

一汁三菜を作り、テーブルセッティングをして食べる時間はなくとも、夜に多めにスープを作って、軽い朝食をとりながら残ったスープをジャーに入れ、ランチ用に持っていく……といったことは、忙しい毎日の中でも実践しやすいのではないかと思います。2時間ぐらい煮込むようなスープを作り置きしたいときは、仕事や片づけをしながら作ります。「ながら」で作れるのもスープのメリット。時間をかけたいものは、ゆとりがもてる週末にしています。

本書でみなさんにご紹介するのは、20代のころに学んだマクロビの知識のいいところをゆるく取り入れたスープレシピです。あまりストイックになりすぎず、続けやすいものばかりだと思います。

忙しさから食べられる時間、作る時間が限られている中で、手軽に作れて、便利でパターンがある、そんなスープのバリエーションを考えてみました。さらに、今回は様々な分野のエキスパートの方々のアドバイスもいただき、「体を温める」「デトックス」「主役になる」といった3つのコンセプトも盛り込みました。

楽しくスープ生活が続けられる、そんなレシピをぜひ取り入れていただけるとうれしいです。

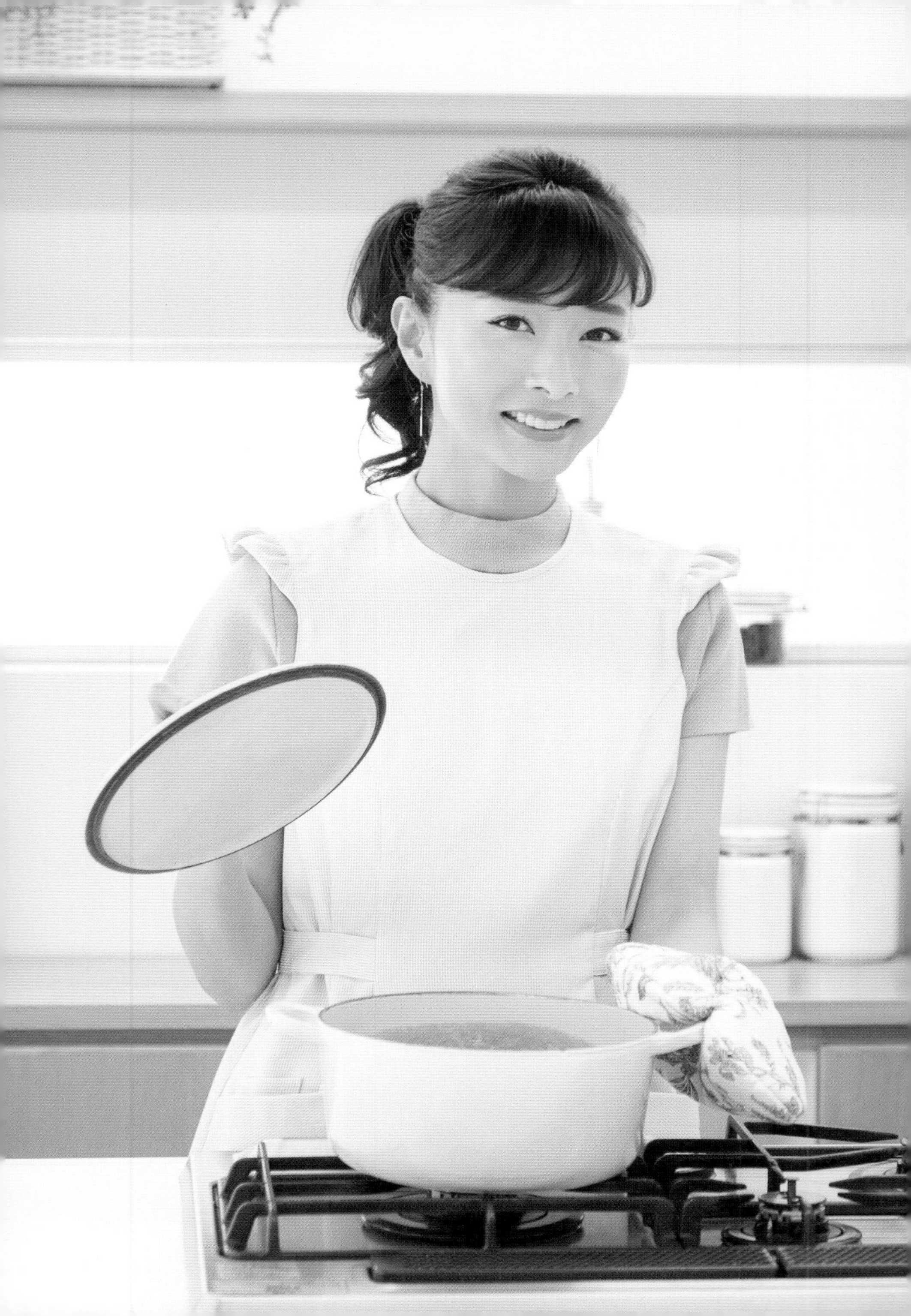

Part 1

石井美保の定番美肌スープ

時間がない朝はさっとお味噌汁ですませることもありますが、
毎日の食事に野菜を使ったスープを取り入れるのが私の基本。
隠し味にココナッツミルクを使ったり、
クミンや生姜を入れたりと、
そのときの気分でアレンジしています。
その中でも美肌を意識したレシピをここではご紹介します。

セロリの風味をスパイスに

押し麦のつぶつぶの食感を楽しんで

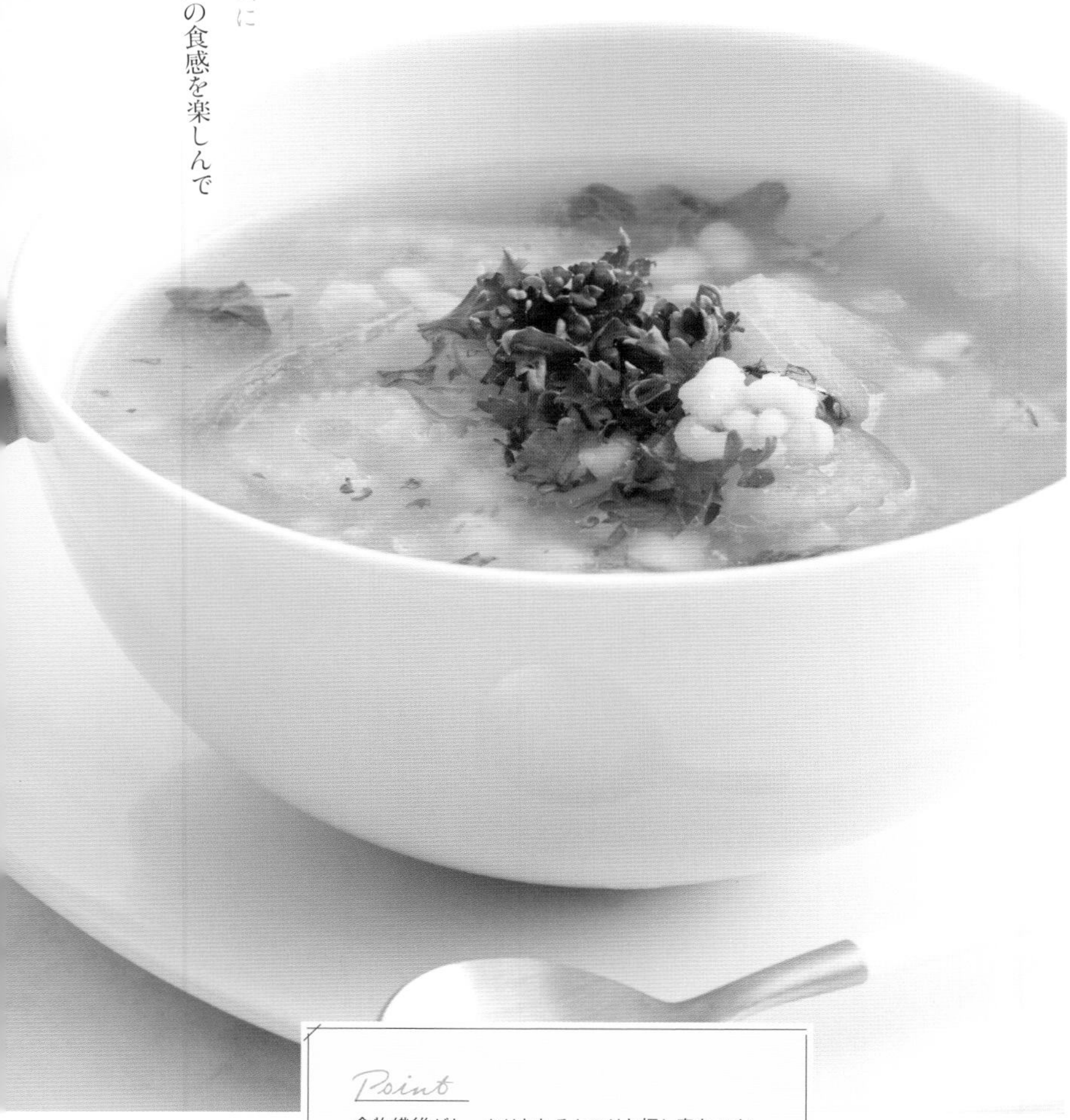

Point

食物繊維がしっかりとれるセロリと押し麦をメインに、玉ねぎの甘みが味わえるスープです。腸内環境が整って、次の日は体がスッキリと軽くなり、お肌の調子もよくなります。季節によってお野菜をかえてみるのもいいです。

デトックスしたい日に

セロリと押し麦のスープ

これを食べると体がスッキリ。
素材の味と食感を楽しみながら
食物繊維がたっぷり摂れます。

Ingredients

[材料(2人分)]

セロリ………1本
玉ねぎ………1/4個
押し麦………20g
EXV.オリーブオイル………小さじ2
無添加ブイヨン………400ml
パセリ………少々
黒こしょう………適量

How to

[作り方]

1. セロリの茎は薄い小口切り、
葉は2mmの細切りにする。
玉ねぎは薄切り、
パセリはみじん切りにしておく。

2. 鍋にオイルを入れて火にかけ、
玉ねぎとセロリの茎をさっと炒める。
ブイヨンと押し麦を加えて5、6分中火で煮る。

3. セロリの葉を加え、
煮立ったらそのまま1分ほど煮て完成。
器に盛り、パセリをのせ黒こしょうをふる。

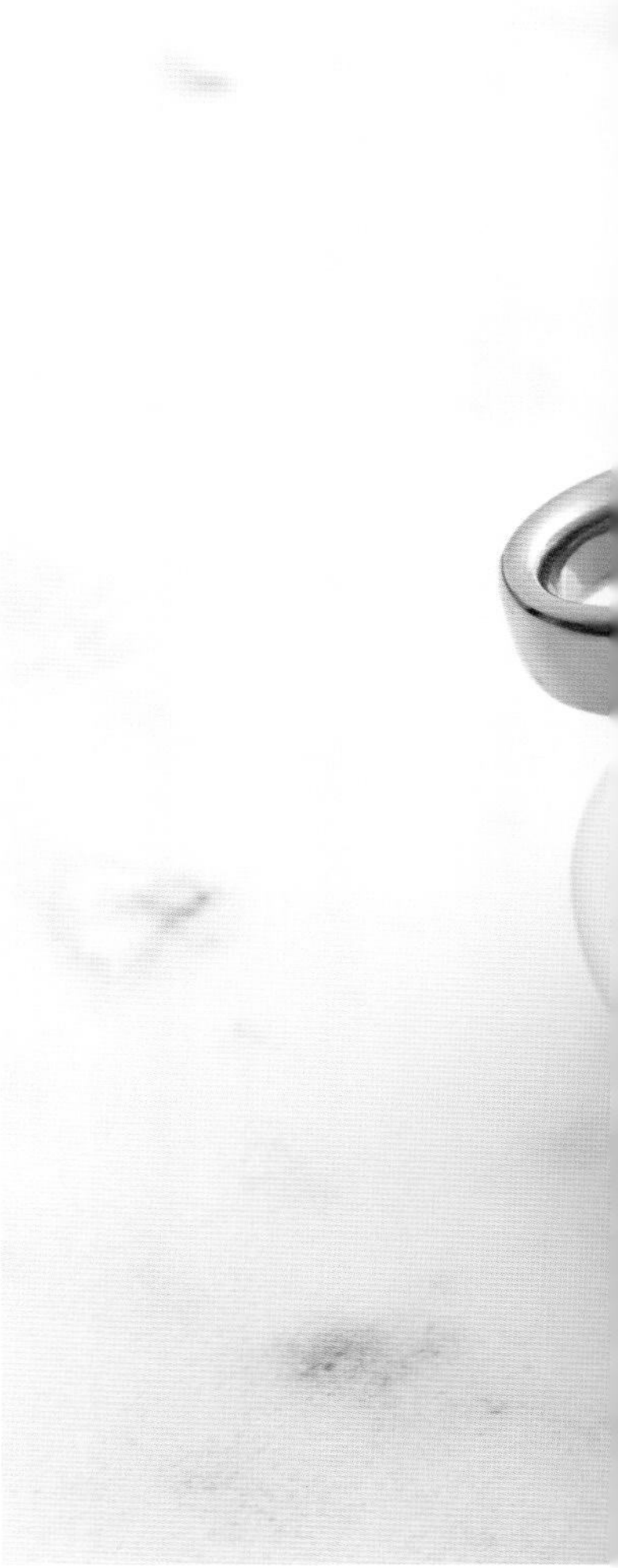

顔色が冴えない日には

豆乳クラムチャウダー

めまいやだるさ、寝ても疲れが取れない原因は鉄分不足かも。
「ヘム鉄」の補充でお肌もトーンアップさせましょう。
あさりはホタテやカキに変えてもおいしいです。

Ingredients

［ 材料(2人分) ］

あさり………200g
じゃがいも………小1個
玉ねぎ………1/4個
ベーコン………1枚
水………200ml
成分無調整豆乳
　………200ml
オーツミルクでも可
EXV.オリーブオイル
　………大さじ2
白ワイン………大さじ2
薄力粉………大さじ1
塩・こしょう………各適量

Point

鉄分の中でも吸収力の高い「ヘム鉄」を含むあさりは低糖質で、女性ホルモンアップの鍵となる豆乳と合わせるとミルキーな仕上がりになります。

How to

［ 作り方 ］

1. あさりは砂出しをして、ザルに上げておく。じゃがいもはよく洗って皮つきのまま、玉ねぎとベーコンとともに1cm程度の角切りにする。
2. オリーブオイルに豆乳50ml分をホイッパーなどで少しずつ加えて混ぜる。トロリとしてきたら、残りの豆乳も加えてよく混ぜる。(このように乳化させておくと、分離しにくい)
3. 鍋にあさりを入れて強火にかけ、白ワインをふりかけて蓋をして蒸す。あさりの殻が開いたら火を止める。
4. 飾り用の数個を除いてあさりの身を取り出し、ボウルとザルを重ねてあけ、身と汁に分ける。汁に薄力粉を加え、よく混ぜておく。
5. 3の鍋でベーコンを炒め、脂が出てきたら玉ねぎ、じゃがいもを加えてさらに炒め、水を加えて7〜8分煮る。あさり、薄力粉を混ぜた蒸し汁、乳化させた豆乳も加え、煮立ったら塩・こしょうで調味する。

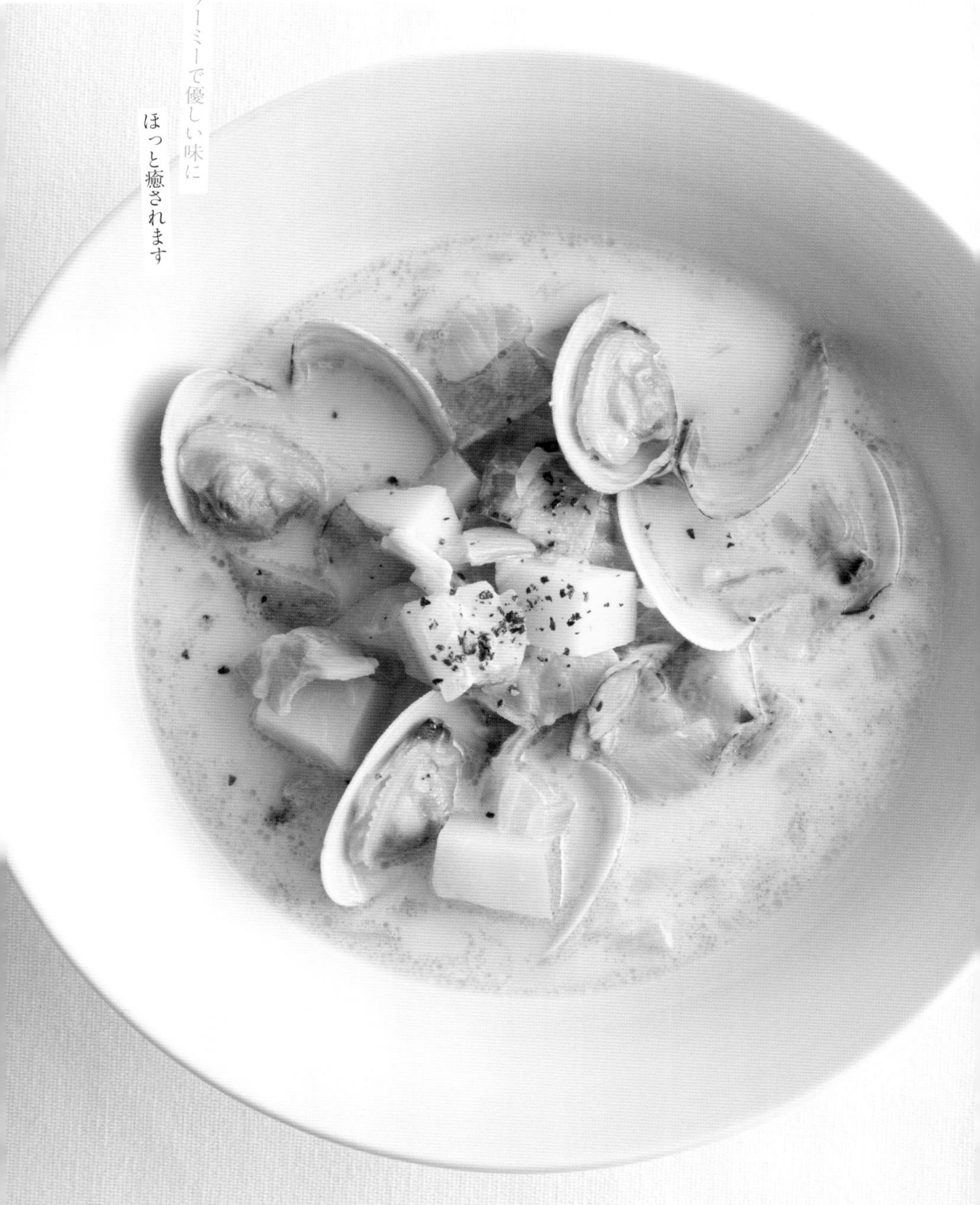

クリーミーで優しい味に
ほっと癒されます

にんじん嫌いなお子さんにも◎

色合い鮮やかな新感覚ポタージュ

オーツミルクで
代用するのが美肌ポイント

にんじんのポタージュ

使いきれない！ そんなときのにんじんやトマトは、
まるっと使って色合い鮮やかなスープに。
お肌の潤いや透明感をアップしていきましょう。

Ingredients

［ 材料(2人分) ］

にんじん………中1本
トマト………1個(またはトマト缶1/2缶)
玉ねぎ………1/4個
EXV.オリーブオイル………大さじ1
野菜ブイヨン………100ml〜
オーツミルク………100ml〜
バター………10g
塩・こしょう………各適量
レモンの皮………少々

How to

［ 作り方 ］

1 にんじんは皮ごと、玉ねぎは皮をむいて薄切りにする。
トマトは湯むきして、ざく切りにしておく。

2 鍋にオリーブオイルを入れて火にかけ、
1のにんじんと玉ねぎ、塩をひとつまみ入れて、
しんなりするまで中火で炒める。

3 2にトマト、ブイヨンを加えて蓋をし、
にんじんがやわらかくなるまで10分程度煮る。
粗熱が取れたら、滑らかになるまでミキサーにかける。

4 3を鍋に戻してオーツミルク、バター、
塩・こしょうで味を調える。
器に盛り、レモンの皮少々を削って飾りつける。

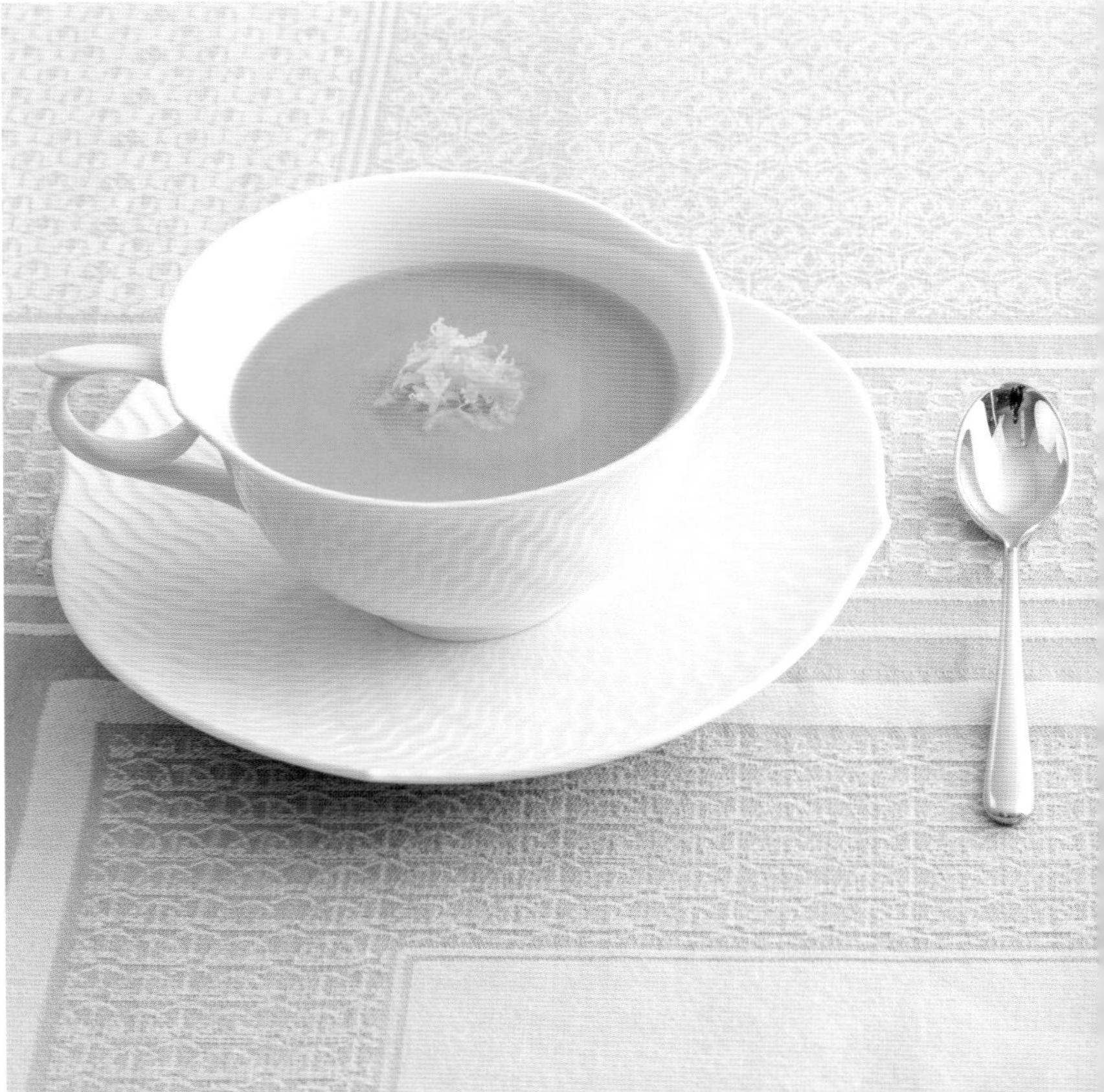

Point

にんじんは肌の修復を助けるカロテンを多く含むので、積極的にとりたい食材です。トマトにはリコピンが含まれていて、紫外線や睡眠不足、ストレスなどをやわらげてくれる働きがあります。にんじん×トマトの組み合わせで、さわやかな酸味が楽しめます。

豚バラとねぎでコクを出しました

具材を増やすなどアレンジしてみて

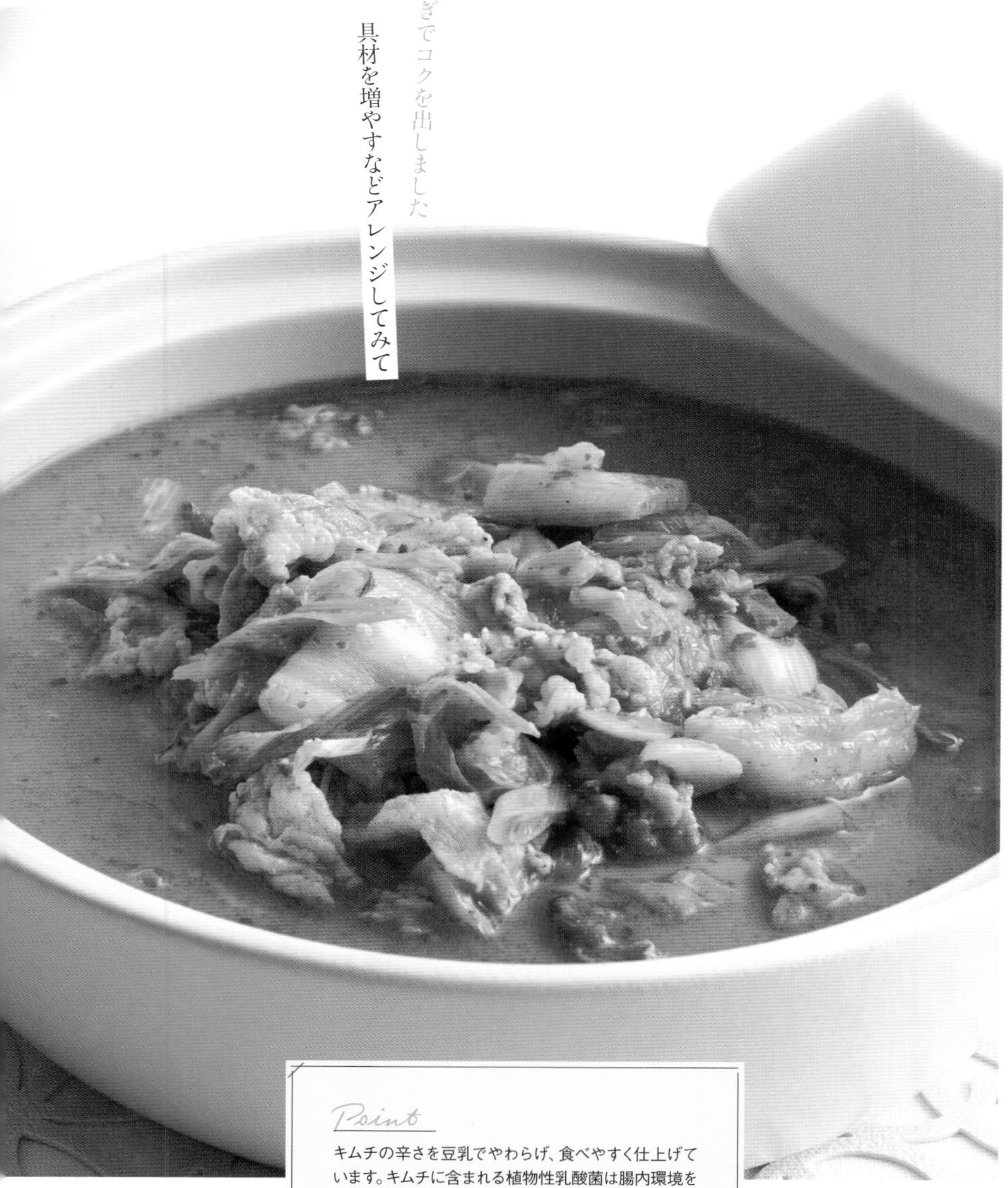

Point

キムチの辛さを豆乳でやわらげ、食べやすく仕上げています。キムチに含まれる植物性乳酸菌は腸内環境を改善し、便秘解消や自律神経を整える効果があるそう。豚肉に含まれるビタミンB_1が疲労を回復してくれ、お肌にもツヤが戻ります。

発酵食品のキムチは
常備したい

白菜キムチの豆乳スープ

キムチの植物性乳酸菌が
腸内環境を改善してくれます。

Ingredients

［ 材料(2人分) ］

白菜キムチ………150g
豚バラ薄切り肉………100g
長ねぎ………1/2本
豆乳……… 300ml
水………100ml〜
ごま油………少々
にんにく………1/2かけ
味噌………大さじ1

How to

［ 作り方 ］

1. キムチはざく切りに、
豚バラ肉は食べやすい大きさに、
長ねぎは斜め薄切り、
にんにくは薄切りにしておく。

2. 鍋にごま油とにんにくを入れて火にかけ、
香りが立ってきたら
豚バラ肉と長ねぎを炒める。
火が通ったら、キムチを入れてさらに炒める。

3. 水、豆乳、味噌を加え、
沸騰したら火を止める。

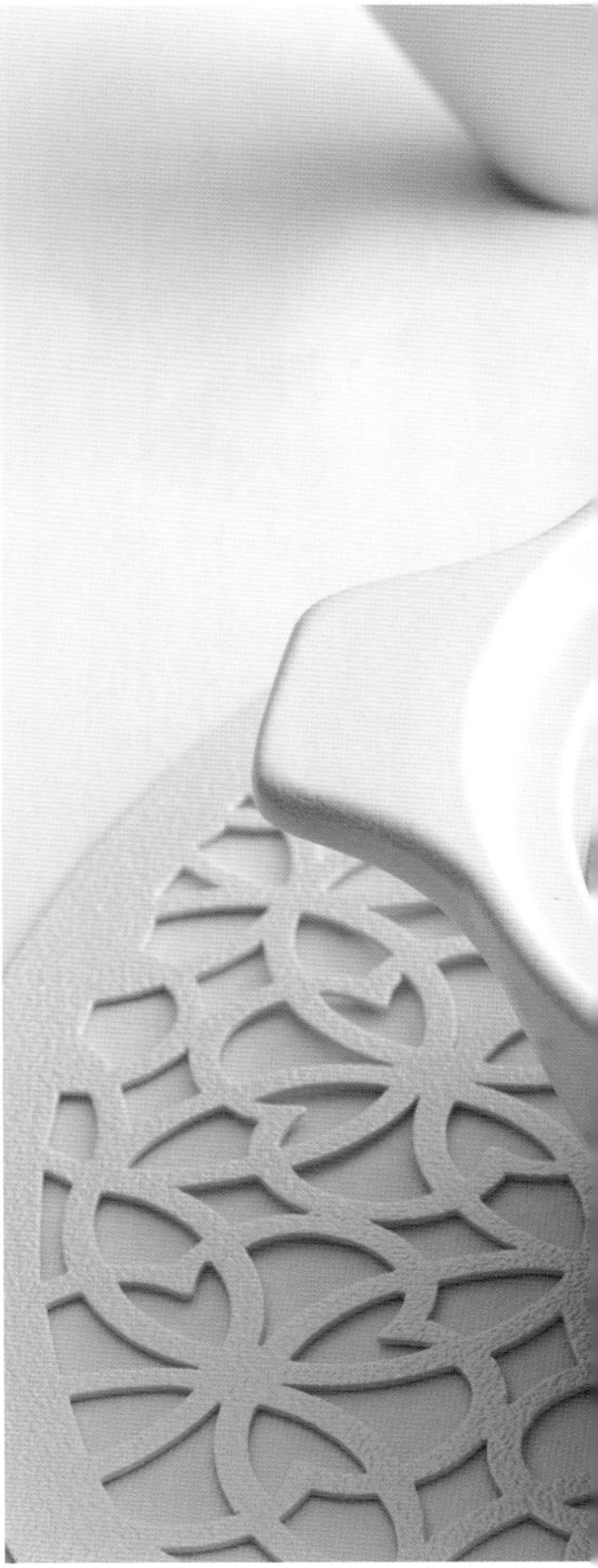

胃にやさしく、
食欲のない日に効く

かぶのすり流し風スープ
(かに・出汁ジュレがけ)

春の七草では「すずな」と呼ばれ、
昔から親しまれてきたかぶ。そんな伝統野菜も
オシャレな冷製スープに早変わり。

Ingredients

[材料(2人分)]

かぶ………5個
太白ごま油または米油
………大さじ1
塩………少々
出汁………300ml
薄口醤油………大さじ1
みりん………大さじ1
柚子の皮、三つ葉………各少々
かにのほぐし身………適量

【ジュレ】
出汁………150ml
薄口醤油………大さじ1
みりん………大さじ1
粉ゼラチン………2g

How to

[作り方]

1. 【ジュレを作る】出汁に調味料と粉ゼラチンをふり入れてよく混ぜ、保存容器に入れて、冷蔵庫で冷やし固めておく。
2. フライパンに油をひき、かぶを入れて塩少々をふる。しんなりするまで焼いたところに、出汁と薄口醤油、みりんを加え、かぶがクタクタに柔らかくなるまで煮る。(出汁が半分ほどになるまでが目安です)
3. 2を滑らかになるまでミキサーにかけ、冷蔵庫で冷やす。
4. 1のジュレをフォークで軽く引っ掻くようにして崩し、3のスープを注いだ上にのせる。仕上げにかにのほぐし身、柚子の皮、三つ葉の茎を添える。

Point

出汁は白だしやめんつゆでもOK! かにのほぐし身は、ほたての缶詰に変えるのもおすすめです。かぶにはアミラーゼと呼ばれる消化酵素が含まれ、胃もたれや胸やけ解消に効くため、胃が重いときや外食が続いたときなどにはこれでリセットできます。

コース料理の前菜のような
夏にぴったりな和の組み合わせ

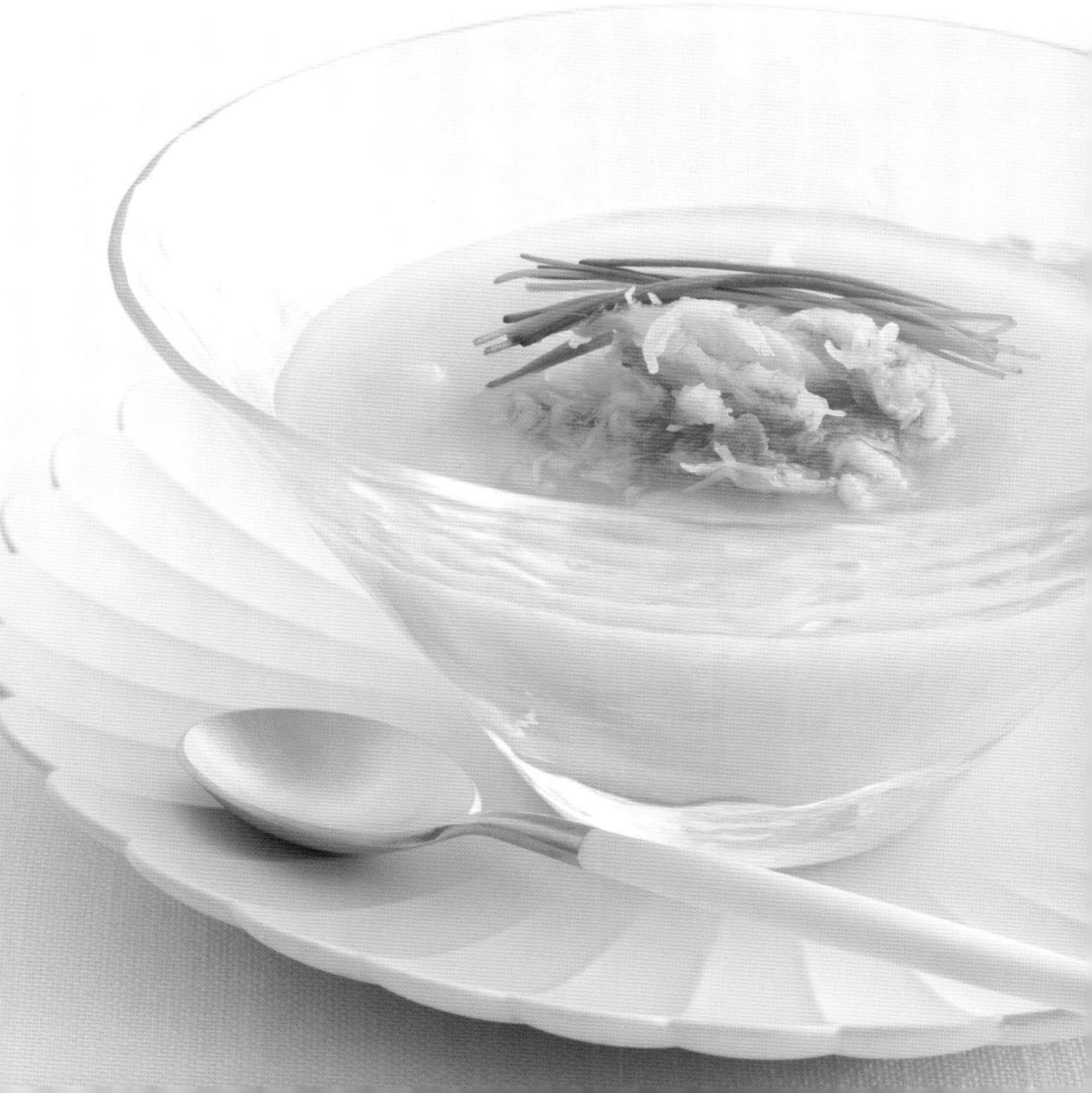

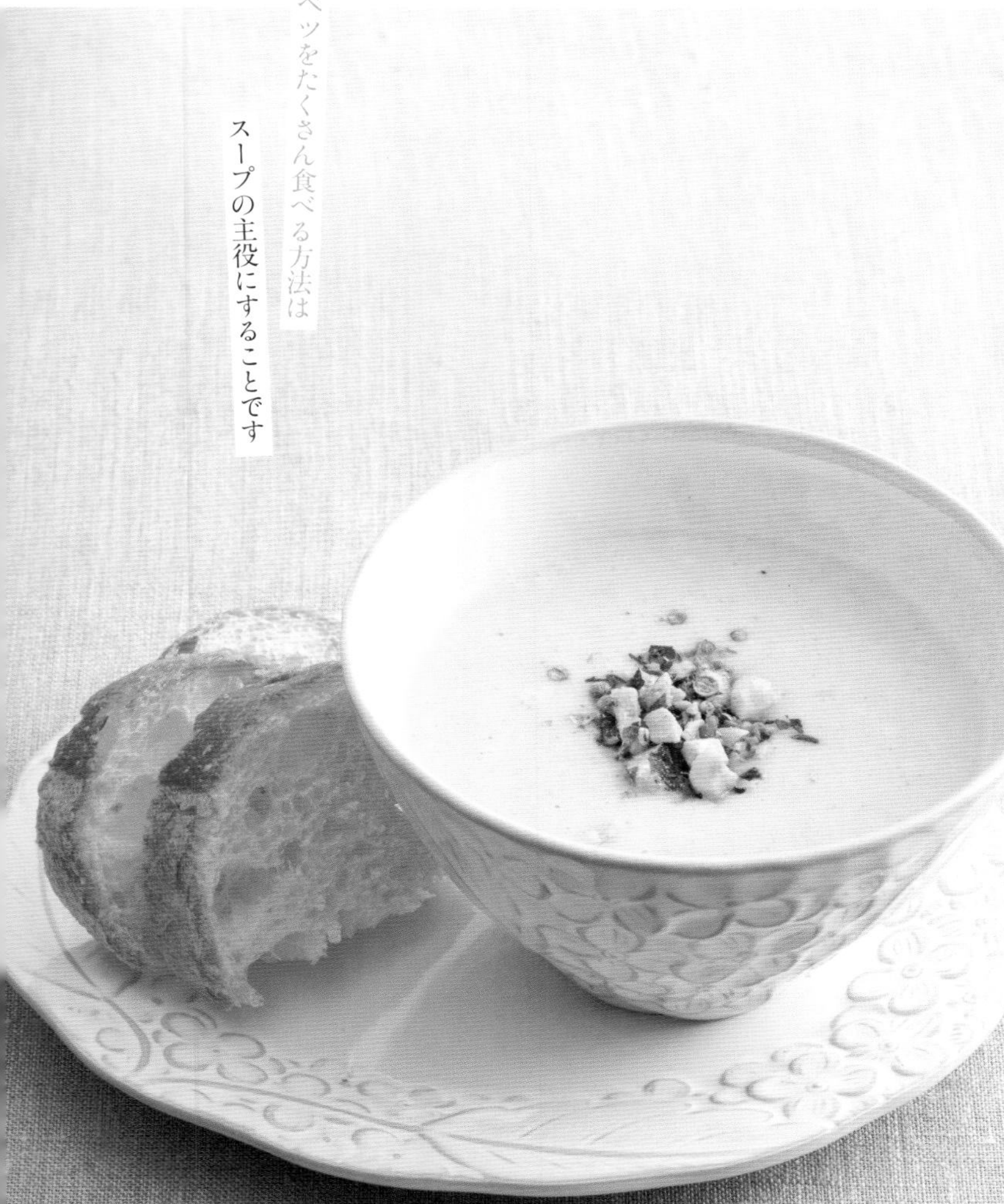

キャベツをたくさん食べる方法は
スープの主役にすることです

Point

疲れたとき、肌荒れが気になるときの特効薬として、このスープをよく作ります。とろみのあるポタージュにすることで、満足感が得られます。

トッピングにお好みのナッツを砕いて入れると、食感のアクセントになります。ここではスパイスなどもブレンドされた「デュカ」を使用。輸入食材店などで買えます。

肌荒れが気になる日に

キャベツのポタージュ

弱った肝臓の機能を回復させ、
ビタミンCを豊富に含むキャベツが
たっぷりとれるスープです。

Ingredients

［ 材料(2人分) ］

キャベツ………1/6個
玉ねぎ………1/4個
ベーコン………1枚
クミンシード………小さじ1
EXV. オリーブオイル………大さじ1
野菜ブイヨン………150ml
成分無調整豆乳………200ml
塩・黒こしょう………各適量

How to

［ 作り方 ］

1. キャベツはざく切り、玉ねぎは薄切りにする。
ベーコンは細かく切る。

2. 鍋にオリーブオイルとクミンシードを入れて
弱火にかけ、香りが立ってきたら
1を入れて炒める。
全体に火が通ったら野菜ブイヨンを入れて、
キャベツがやわらかくなるまで煮る。

3. 2の粗熱が取れたら、滑らかになるまで
ミキサーにかける。鍋に戻し、豆乳を加えて
塩・こしょうで味を調える。

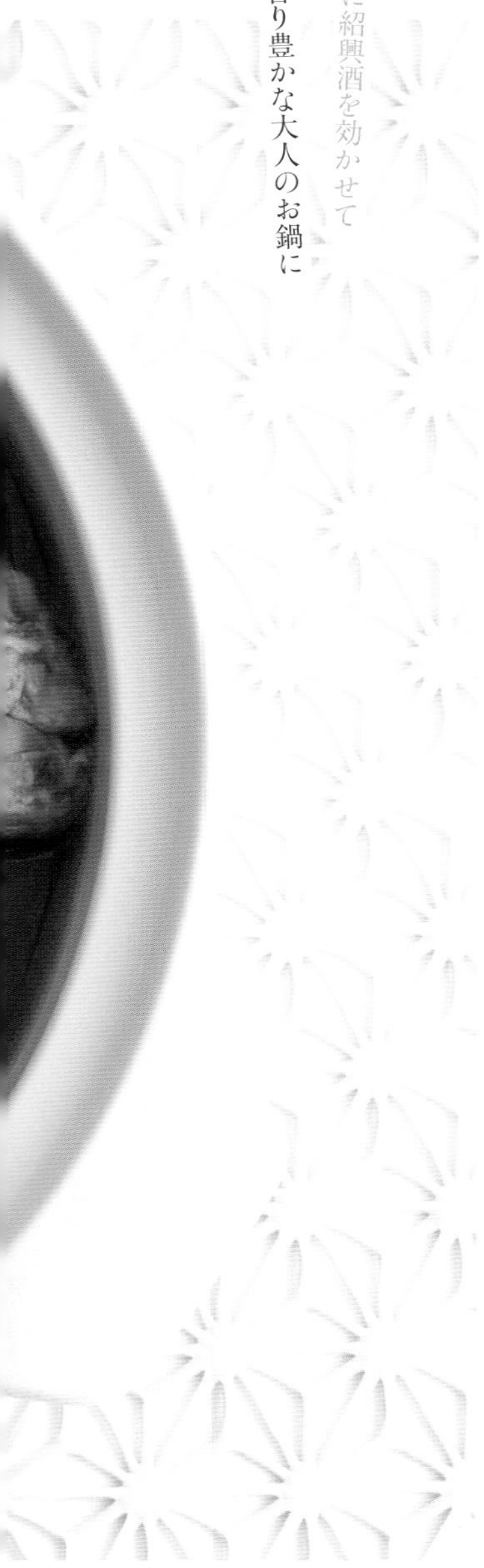

仕上げに紹興酒を効かせて
香り豊かな大人のお鍋に

低カロリーで
ダイエットに最適

薬膳風きのこ鍋

低カロリーでお腹いっぱい食べられる
高栄養のスーパーフード、きのこは
“菌活”もできてダイエットの味方。

Ingredients

［ 材料(2人分) ］

きのこ類………合わせて500g
（まいたけ、えのき茸、たもぎ茸、山伏茸、
しめじなど、お好みのもの4〜5種類）
干し椎茸･乾燥ポルチーニ茸………各10g
鶏手羽………12本
長ねぎ………1本
水………800ml ※
ごま油………大さじ1
にんにく………1かけ
赤唐辛子………1本〜
なつめ………4個
クコの実………20粒
紹興酒………大さじ3
醤油………大さじ2

How to

［ 作り方 ］

1 きのこ類は石づきを取り、食べやすい大きさにさく。
干し椎茸、ポルチーニ茸は水で戻し、戻し汁も取っておく。
にんにくはつぶし、長ねぎは斜め薄切りにする。

2 鍋ににんにく、ごま油を入れて火にかけ、鶏手羽、長ねぎ、
唐辛子を炒める。香りが立ったら紹興酒を加える。

3 干し椎茸、ポルチーニ茸を戻し汁ごと入れ、水、醤油、
なつめとクコの実も加えて鶏手羽が柔らかくなるまで煮る。
（※水は1の戻し汁を引いた量を加えます）

4 きのこ類を加えて、火が通れば完成。

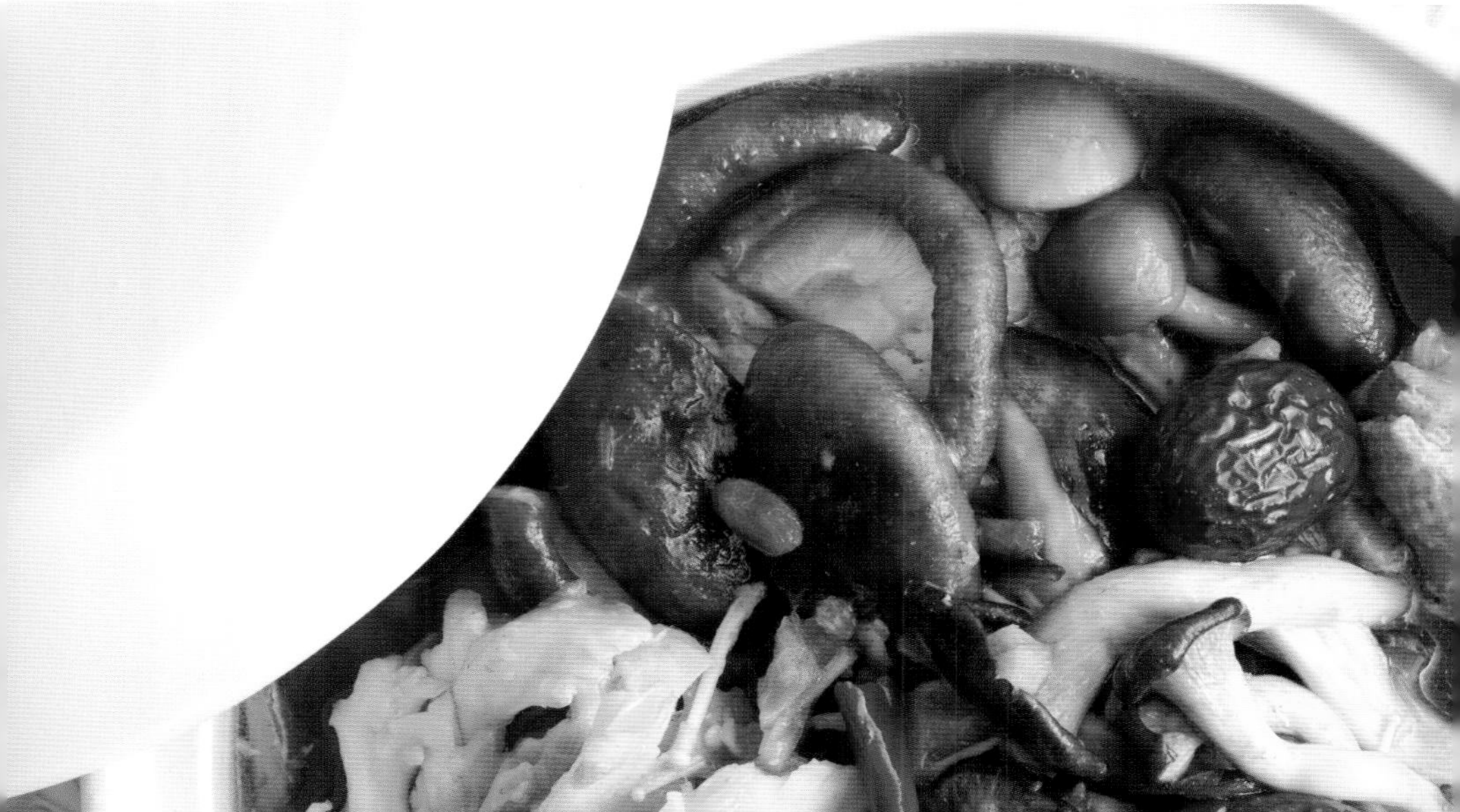

Point

種類豊富なきのこをたくさん入れてボリューミーに。最初は量があって驚くかもしれませんが、煮込んでいくとかさが減ります。糖質オフもできて、腸内環境、免疫力もアップ。鶏手羽にはコラーゲンが含まれていて美肌効果にも期待大。とにかくお腹いっぱい食べても低カロリーなので、罪悪感なくいただけます。

Before

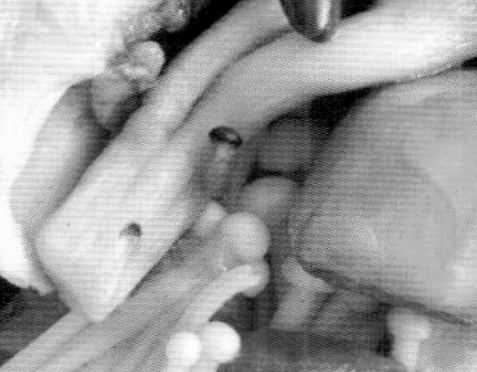

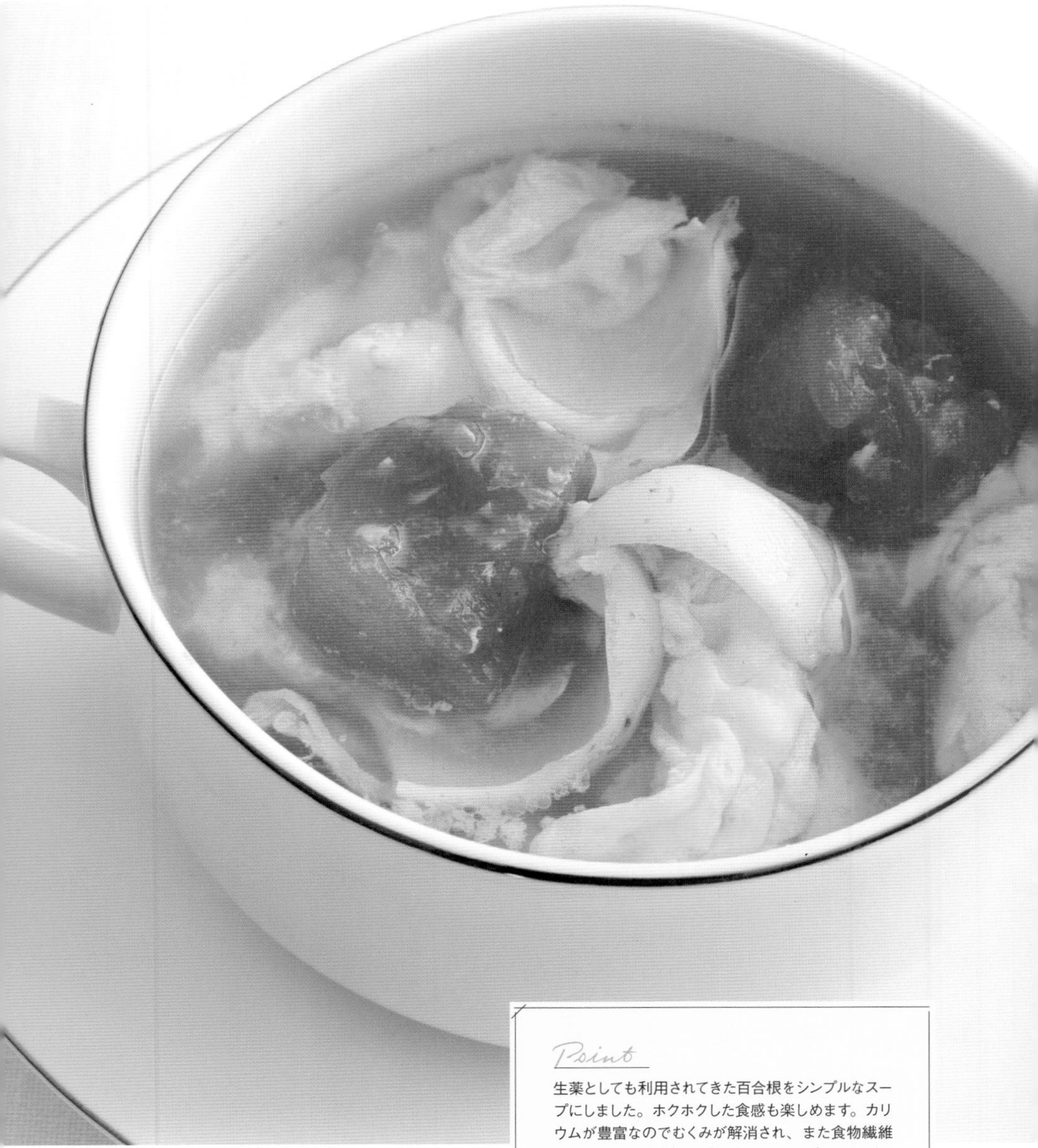

Point

生薬としても利用されてきた百合根をシンプルなスープにしました。ホクホクした食感も楽しめます。カリウムが豊富なのでむくみが解消され、また食物繊維もとれます。百合根が手に入らなければ、じゃがいもを入れてもおいしいです。

トマトに含まれるリコピンが
日焼け予防に

豆腐と百合根の卵スープ

ホクホクとした食感の百合根をメインに
あとは卵、トマトを入れるだけ。
素材を活かした優しい味に仕上げるのが鍵。

Ingredients

［ 材料(2人分) ］

絹ごし豆腐………1/2丁
百合根………1/2個
トマト………大1個
卵………1個
水………400ml
鶏がらスープの素(顆粒)………適量
塩・こしょう………各適量

How to

［ 作り方 ］

1. 豆腐は大きめのさいの目に切る。百合根は鱗片《りんぺん》をばらして洗い、茶色い部分をそぎ落としておく。トマトは湯むきして大きめの角切りにする。
2. 鍋に水と鶏がらスープを表示通りに入れて温め、豆腐と百合根を加えて中火で5、6分煮る。
3. トマトを加え、塩・こしょうで調味し、沸騰させてから火を止めて、溶いた卵を流し入れる。

トマトの酸味と卵の優しい味わいは、
どんな料理にも合う万能スープ

高たんぱくで肌ツヤアップ

白いんげん豆と マッシュルームのスープ

世界中で色々な料理に使われている白いんげん豆。
ほっこり優しい味が体に染みわたります。

Ingredients

［ 材料(2人分) ］

白いんげん豆(水煮缶)
………1缶(200g)
玉ねぎ………1/4個
ホワイトマッシュルーム
………1パック
EXV.オリーブオイル
………大さじ1
野菜ブイヨン………150ml〜
オーツミルク………150ml〜
マスカルポーネチーズ
………大さじ2〜
塩・黒こしょう………各適量

How to

［ 作り方 ］

1. 白いんげん豆はさっと洗い、水気を切っておく。玉ねぎは薄切りにし、マッシュルームは軸を取り、手で4等分にさく。
2. 鍋にオイルを入れて火にかける。塩ひとつまみを入れて玉ねぎを炒め、しんなりなりしてきたら、マッシュルームも加えて炒める。
3. 2に白いんげん豆、野菜ブイヨンを加えて蓋をし、約10分煮る。
4. オーツミルクを加えて、食感が残る程度にミキサーで粗くつぶす。仕上げに塩・こしょうで味を調える。
5. 器に盛り、マスカルポーネチーズをのせ、黒こしょうをふる。

Point

高たんぱく・低脂肪な白いんげん豆は、コレステロール値を下げる効果があるといわれています。また香り高いマッシュルームも低カロリーで高たんぱく、ビタミンB群や食物繊維を含み、栄養価とカロリーのバランスがいいです。水煮缶を使うと便利です。

トッピングにはクリーミーなマスカルポーネチーズとの相性がいいですが、カッテージチーズなどでもおいしいです。

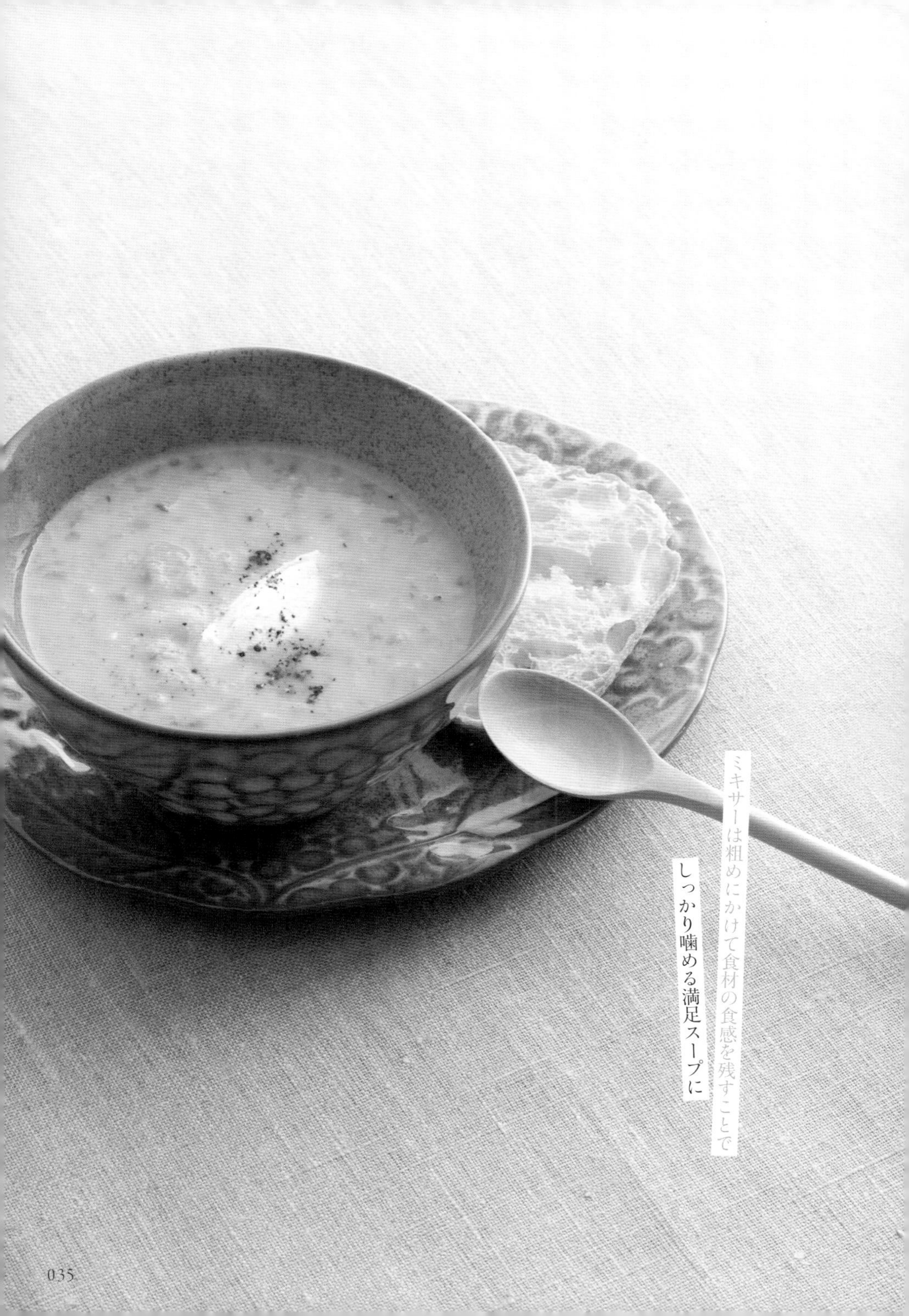

ミキサーは粗めにかけて食材の食感を残すことで
しっかり噛める満足スープに

体が芯から冷える冬に

白菜と鶏団子のさっぱり塩スープ

水分の多い白菜はスープにするのがおすすめ。
生姜を効かせて、体の中から温めましょう。

Ingredients

［ 材料(2人分) ］

白菜………1/8個
鶏ひき肉………150g
【下味】
- 塩………小さじ1/4
- 酒………大さじ1
- ごま油………大さじ1
- おろし生姜………少々
- 片栗粉………大さじ2

春雨………25g
えのき茸………1/2株
水………600ml
白だし………大さじ1･1/2～
(白だしは希釈が商品により違いますので、少量から加えて調味してください)
柚子の皮………あれば少々

How to

［ 作り方 ］

1 白菜は小さめのざく切りにする。えのき茸は根元2～3cmを切り落としてから、半分に切る。春雨は長ければハサミで切る。

2 鶏ひき肉は下味をつけて、練っておく。

3 鍋に水と白だしを入れて沸かし、2の鶏団子をスプーンで食べやすい大きさに丸めながら落とし入れる。1を加え5分ほど煮る。仕上げに柚子の皮を散らす。

Point

秋から冬にかけて旬を迎え、甘さが増す白菜はビタミンCやカリウム、マグネシウムや亜鉛などの栄養素もバランスよく含みます。水分が多く水に溶けやすいので、スープで汁ごといただくのがベストです。コラーゲンたっぷりの鶏肉団子と春雨の食感を楽しめます。

食べ応えがあり栄養バランスも抜群

〝プチ鍋〟で体を温めて

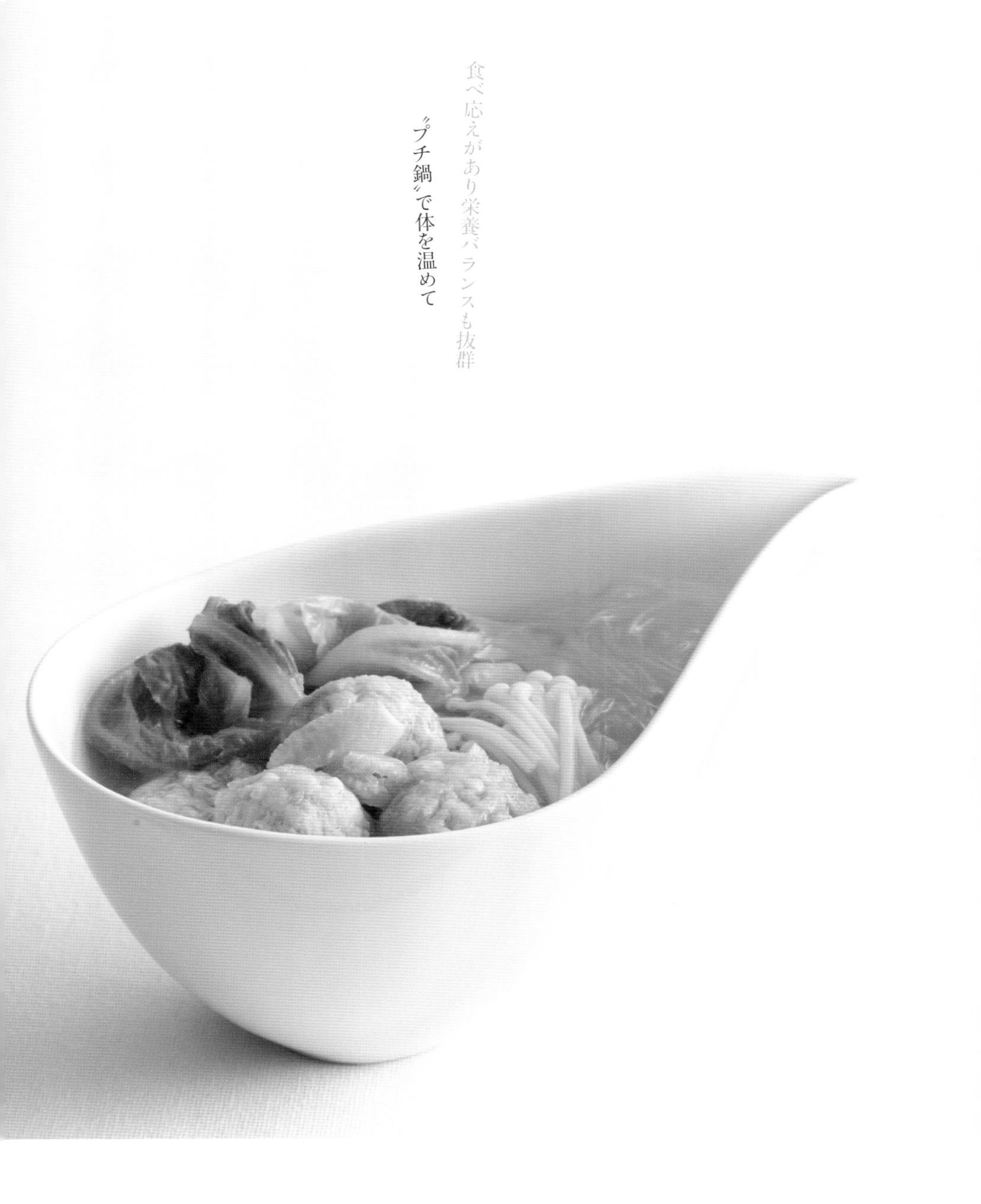

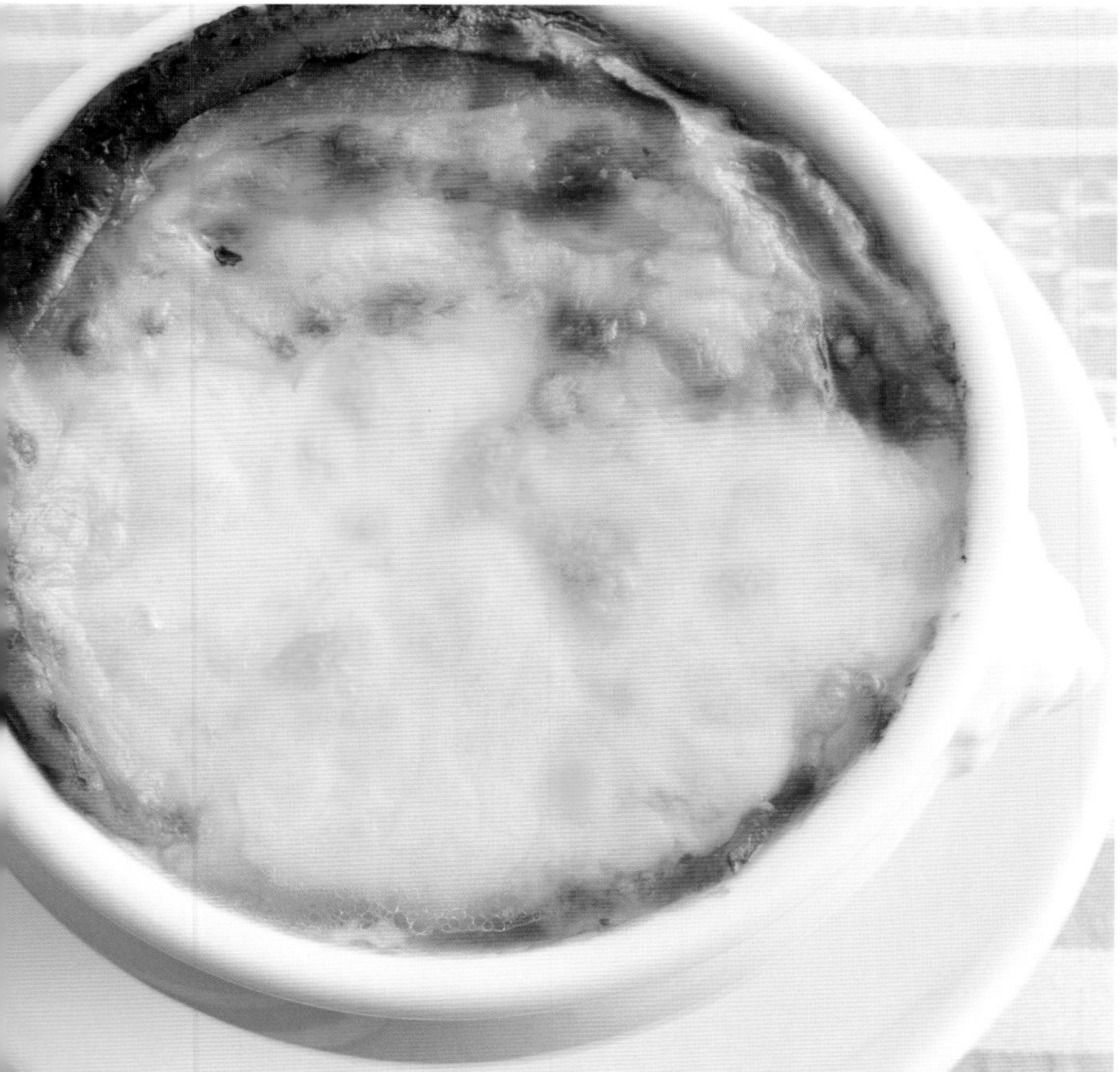

Point

お麩に含まれるプロリンという肌のコラーゲンを生成するために必要な成分（アミノ酸）は、美肌効果が期待できます。もっと食卓での出番を増やしたいと思いついたのがこのレシピ。パンをお麩に変えるだけで栄養価が上がるだけでなく、カロリーカットができます。

コラーゲンをつくる栄養素プロリンが豊富

車麩のオニオングラタンスープ

お肌や髪、爪もツヤツヤに。
良質のたんぱく質が主成分のお麩で洋食屋さん風スープ。

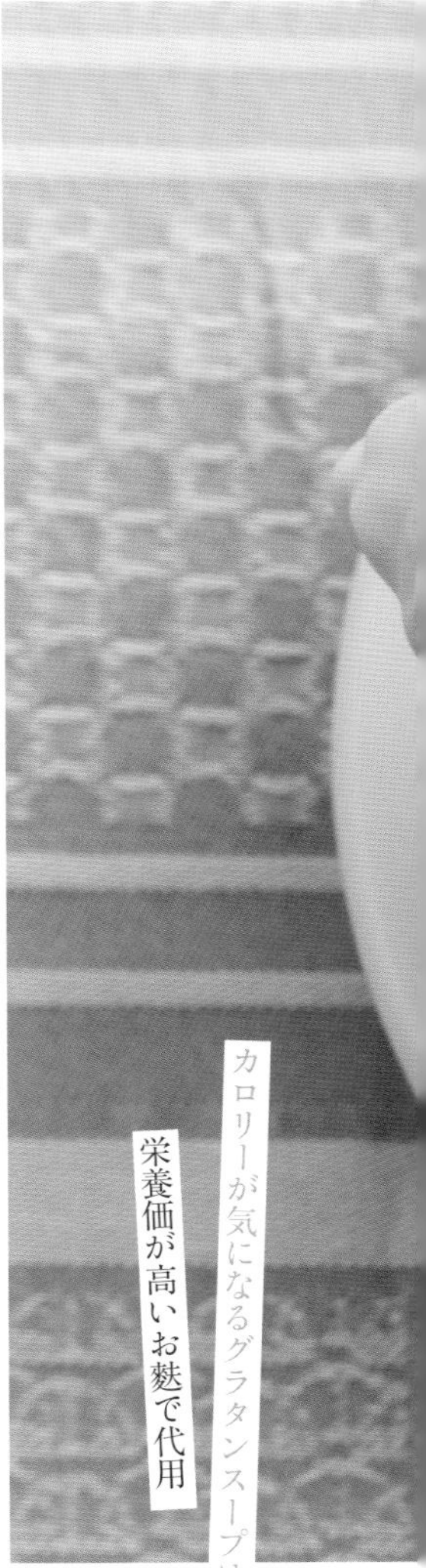

Ingredients

［ 材料(2人分) ］

玉ねぎ………4個
サラダ油………大さじ1
バター………大さじ1
薄力粉………大さじ1
白ワイン………50ml
チキンストック※
………800ml
マルサラ酒または
ポルト酒(あれば)………大さじ2
車麩………適量
にんにく………1かけ
グリュイエールチーズ
(またはピザ用チーズ)
………100g

【チキンストック】
- 鶏手羽先………6〜8本
- 玉ねぎ………1/2個
- にんじん………1/4本
- セロリの葉………1本分
- ローリエ………1枚
- 塩………少々
- 水………2ℓ

How to

［ 作り方 ］

1 薄切りにした玉ねぎをレンジに5分かけ、軽く混ぜる。さらに5分かけたら、サラダ油とバターを入れた鍋に移す。

2 1に軽く塩(分量外)を振って、焦がさないようじっくりと炒める。薄力粉をふり入れてなじんだら、白ワインを加え、鍋についた旨味をこそげ取るように混ぜながらアルコールをしっかりと飛ばす。

3 チキンストックを加えて30分ほど煮て、塩・こしょうで味を調え、仕上げの香りづけに、マルサラ酒またはポルト酒を加える。

4 車麩の表面ににんにくをすりつける。オーブンを250度に予熱しておき、耐熱容器に温かいスープを注ぎ、車麩とチーズを等分にのせて8〜10分ほど焼く。

【チキンストック】

1 鍋にお湯を沸かし(分量外)、鶏手羽を入れて再度沸騰したらザルにあげ、さっと水洗いする。

2 鶏手羽とその他の材料(カットしなくてよい)をすべて鍋に入れ、1時間〜1時間半ほど煮込む。ザルでこしたものは3〜4日冷蔵保存可。鶏手羽は身の部分をさいて、和え物やサラダなどにも使えます。

便秘が続くときには

ごぼうのポタージュ

ごぼうは野菜の中でも“便秘薬”といわれるほど。
煮込んでこそ発揮されるので
スープに最適な食材なんです。

Ingredients

［ 材料(2人分) ］

ごぼう………1/2本(150g)
長ねぎ………1/2本
EXV.オリーブオイル
………大さじ1
水………150ml
オーツミルク………200ml
白だし………大さじ1～
(白だしは希釈が商品により
違いますので、少量から加えて
調味してください)
塩………各適量
黒こしょう・ピンクペッパー
………各適量

How to

［ 作り方 ］

1. ごぼうはよく洗って薄切りにする。(水にさらさなくてよい)長ねぎも薄切りにする。
2. 鍋にオイルを入れて温め、1を炒め、水と白だしを加えてごぼうがやわらくなるまで煮る。その後オーツミルクを加える。
3. ブレンダーまたはミキサーでしっかりと撹拌し、塩で味を調える。器に注ぎ、黒こしょうやピンクペッパーを散らす。

Point

体を温める食材としてごぼうはスープにぴったり。ごぼうの皮には抗酸化作用のあるポリフェノールが豊富に含まれているので、皮ごと使います。また水溶性食物繊維が腸内環境を整え、便秘解消効果が期待できます。

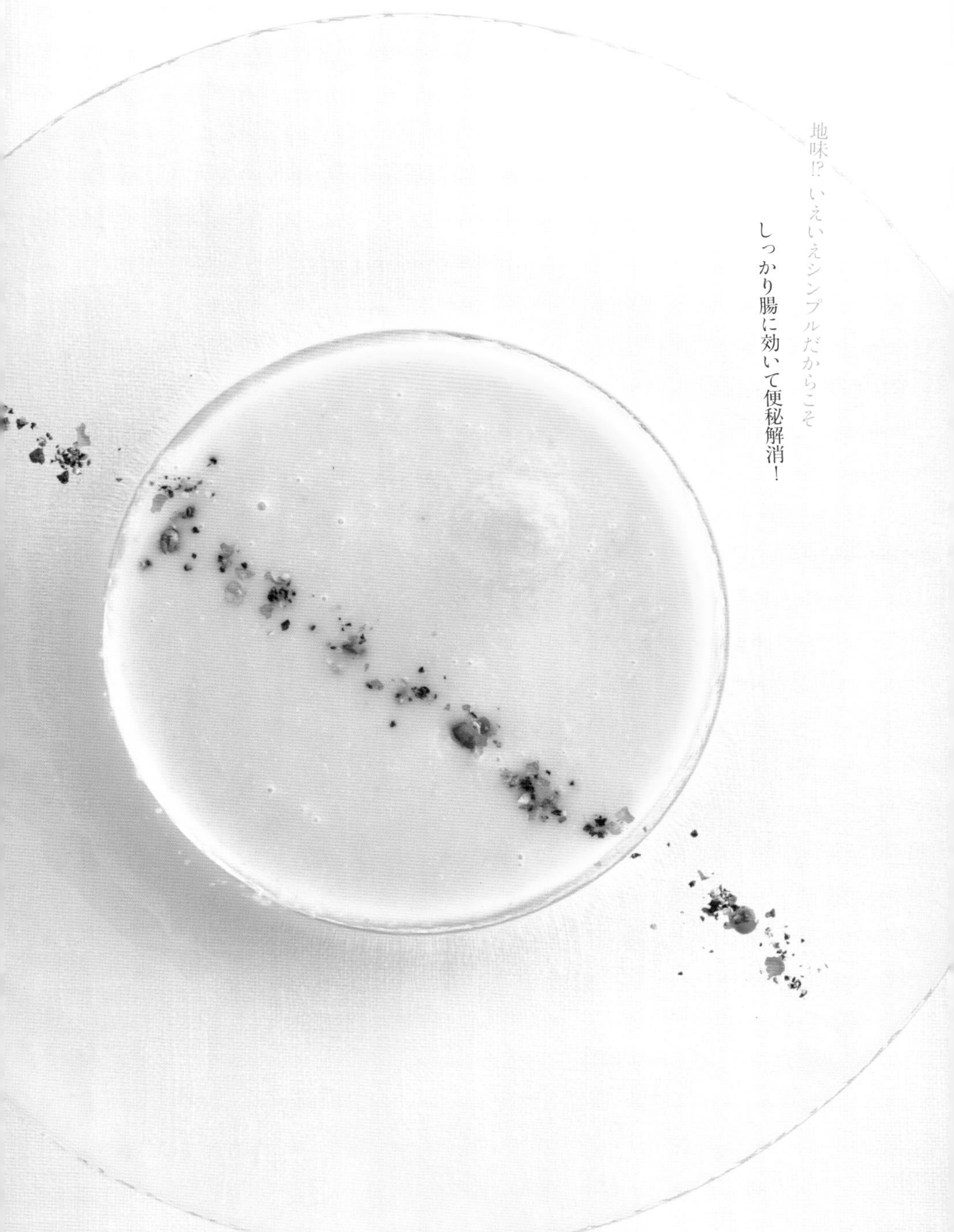

地味!? いえいえシンプルだからこそ
しっかり腸に効いて便秘解消！

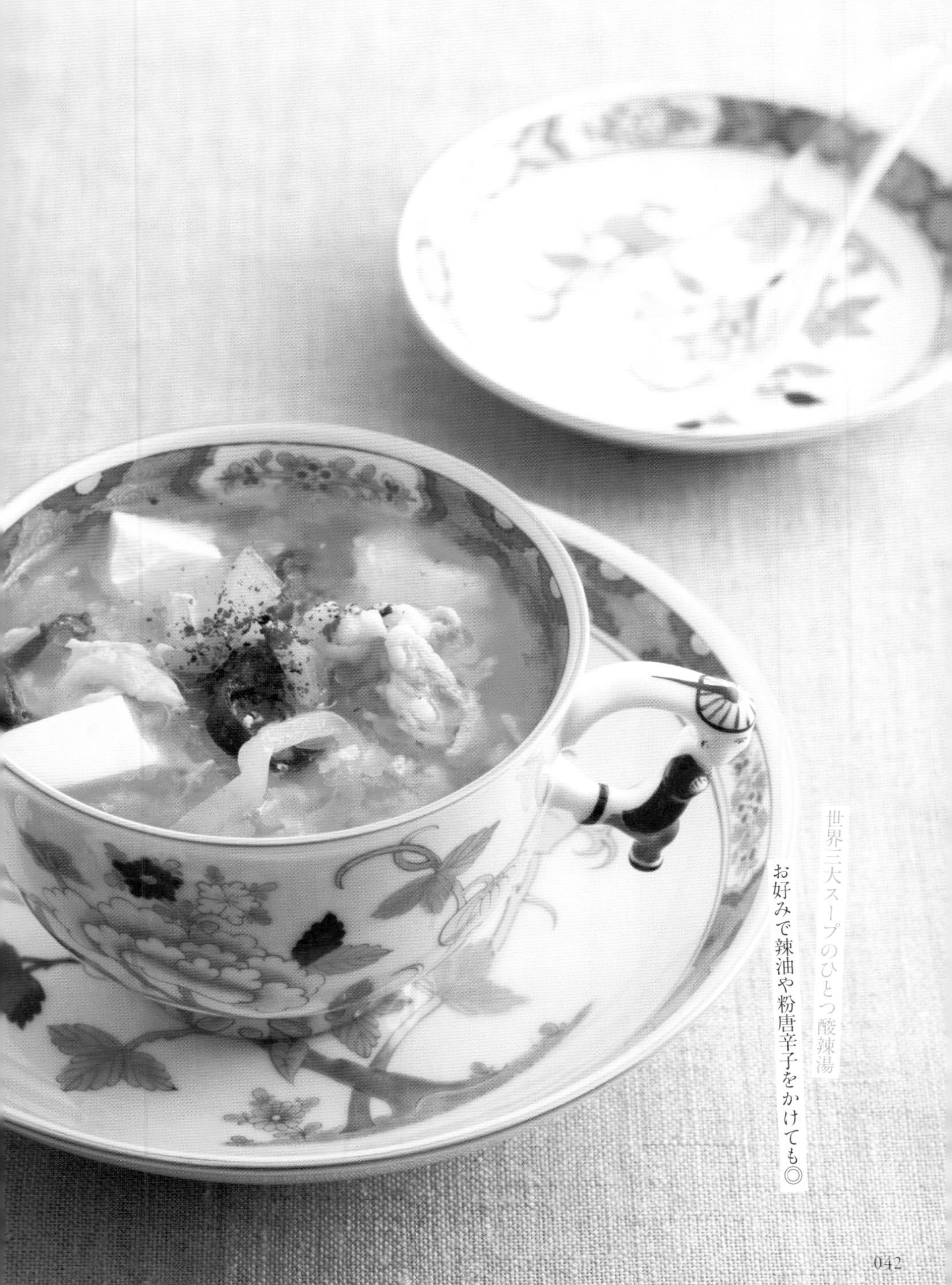

世界三大スープのひとつ酸辣湯
お好みで辣油や粉唐辛子をかけても◎

デトックスしたい日に

お酢でさっぱり酸《サン》辣《ラー》湯《タン》

素材の旨味を活かして味つけは最小限に。
すっぱ辛いスープは、
食欲がわかないときの特効薬。

Ingredients

［ 材料（2人分）］

豚バラ薄切り肉………100g
片栗粉………少々
木綿豆腐………1/2丁
生姜………1かけ〜
ザーサイ………30g
黒きくらげ………適宜
万能ねぎ………1/2束
サラダ油………大さじ1
お湯………700ml
醤油………大さじ2〜
鶏がらスープの素（顆粒）
………大さじ1
酢（米酢）………大さじ4
塩・黒こしょう………適量
水溶き片栗粉………適量
卵………2個

How to

［ 作り方 ］

1. 豚肉は細切りにし、片栗粉をまぶしておく。豆腐は軽く水切りして、さいの目または棒状に切る。生姜はせん切り、ザーサイは粗くみじん切り、きくらげは水で戻してから細切り、万能ねぎは3cmに切る。

2. 鍋にサラダ油を入れて熱し、豚肉を炒めた後、生姜、ザーサイ、きくらげを加えて炒める。お湯と鶏ガラスープの素、醤油、塩、豆腐、黒こしょうを加えて3分ほど煮る。

3. 万能ねぎと酢を加えてから、水溶き片栗粉でとろみをつける。最後に溶き卵を回し入れ、火を止める。

4. 器に盛り、黒こしょうをふる。

Point

作るのが難しそうな印象ですが、野菜や豆腐などに酢とこしょうで味つけする、とても簡単なスープです。脂肪燃焼、疲労回復、血液サラサラなどの効果があるお酢の酸味が、食欲を増進してくれます。また、こしょうや生姜で新陳代謝を活発に。酸味が飛ばないよう、煮立てすぎないことがポイントです。

ヨーグルトもレモンも酸味が強いので、
量はお好みで調整してみて

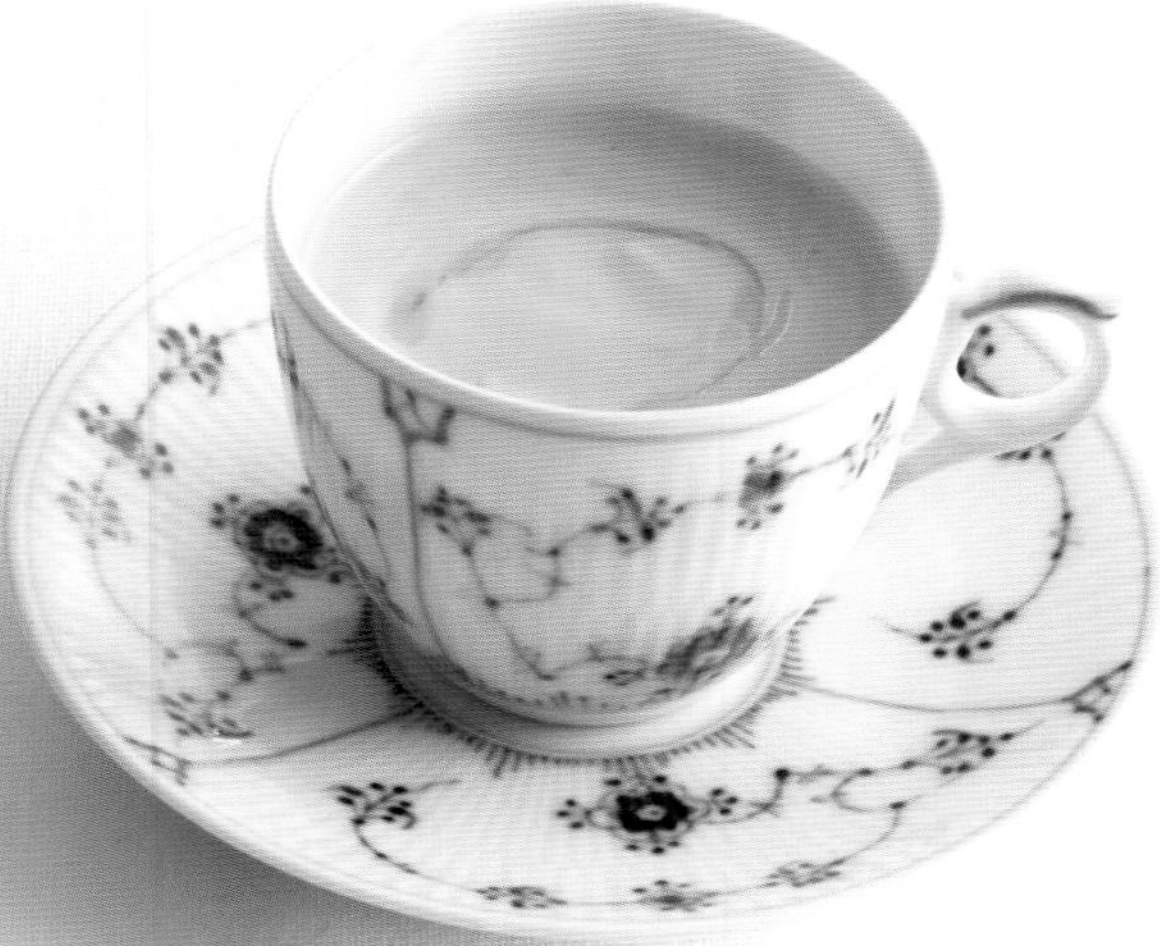

Point

乾燥肌に悩んだ20代。今はそれが改善されています。その理由の1つが、アボカドを食べ続けていること。不飽和脂肪酸のオレイン酸やリノール酸、リノレン酸が豊富で、肌を乾燥から守ってくれるセラミドを作ります。また、皮膚の健康を維持するビタミンB_2、ビタミンB_3、老化防止に役立つビタミンEやビタミンA・Cも。体脂肪率を下げる効果もあるそうですよ。

ビタミンEで美肌効果UP

アボカドの冷たいスープ

食事の前菜にしてもよいですが、
スムージーとして朝に食べるとお通じもよくなります。
トーストしたパンと合わせて召し上がれ。

Ingredients

［ 材料(2人分) ］

アボカド……1個
玉ねぎ……1/2個
EXV.オリーブオイル……大さじ1
野菜ブイヨン……250ml
プレーンヨーグルト……100g
レモン汁……少量
塩・黒こしょう……各適量

How to

［ 作り方 ］

1. 鍋にオイルを入れて火にかけ、薄切りにした玉ねぎをよく炒める。野菜ブイヨンを加えてやわらかくなるまで煮たら、そのまま冷ましておく。

2. アボカドは半分に切って皮と種を取り、ざく切りにしてレモン汁をふりかけておく。

3. 粗熱が取れた1と2、プレーンヨーグルトをミキサーに入れ、なめらかになるまで回す。塩・こしょうで味を調え、冷蔵庫で冷やす。食べるときにお好みでオリーブオイル(分量外)をかける。

スイーツを食べる代わりに
甘いスープはいかが？

さつまいものデザートスープ

難しそうに聞こえるキャラメリゼですが、
実はフライパンで簡単にできます。
温かいままでも、冷やしてもおいしいです。

Ingredients

［ 材料(2人分) ］

さつまいも……250g
牛乳または成分無調整豆乳……200ml～
【キャラメリゼ】
さつまいも……100g
りんご……1/2個
アーモンド……大1粒
バター……20g
砂糖(またはてんさい糖)……20g
シナモンパウダー……お好みで適量

How to

［ 作り方 ］

1 さつまいもは皮をむいて輪切りにし、水にさらす。

2 鍋に1とひたひたの水(分量外)を加えて、やわらかくなるまで煮る。その後お湯を捨てて、牛乳(または豆乳)を加えてミキサーにかける。

3 【キャラメリゼを作る】
さつまいもを小さめの角切りにして水にさらし、レンジに2分ほどかけてやわらかくする。りんごも小さめの角切りにし、アーモンドは半分にカットする。

4 フライパンを火にかけてバターを溶かし、3のさつまいもとりんごとアーモンドをよく炒める。砂糖をふり入れて、しっかり色づくまで絡ませるように炒め、火を止める。

5 器に2のスープを注ぎ、3のキャラメリゼの具を適量のせる。お好みで仕上げにシナモンパウダーをかける。

キャラメリゼの中にある
アーモンドの食感を楽しんで

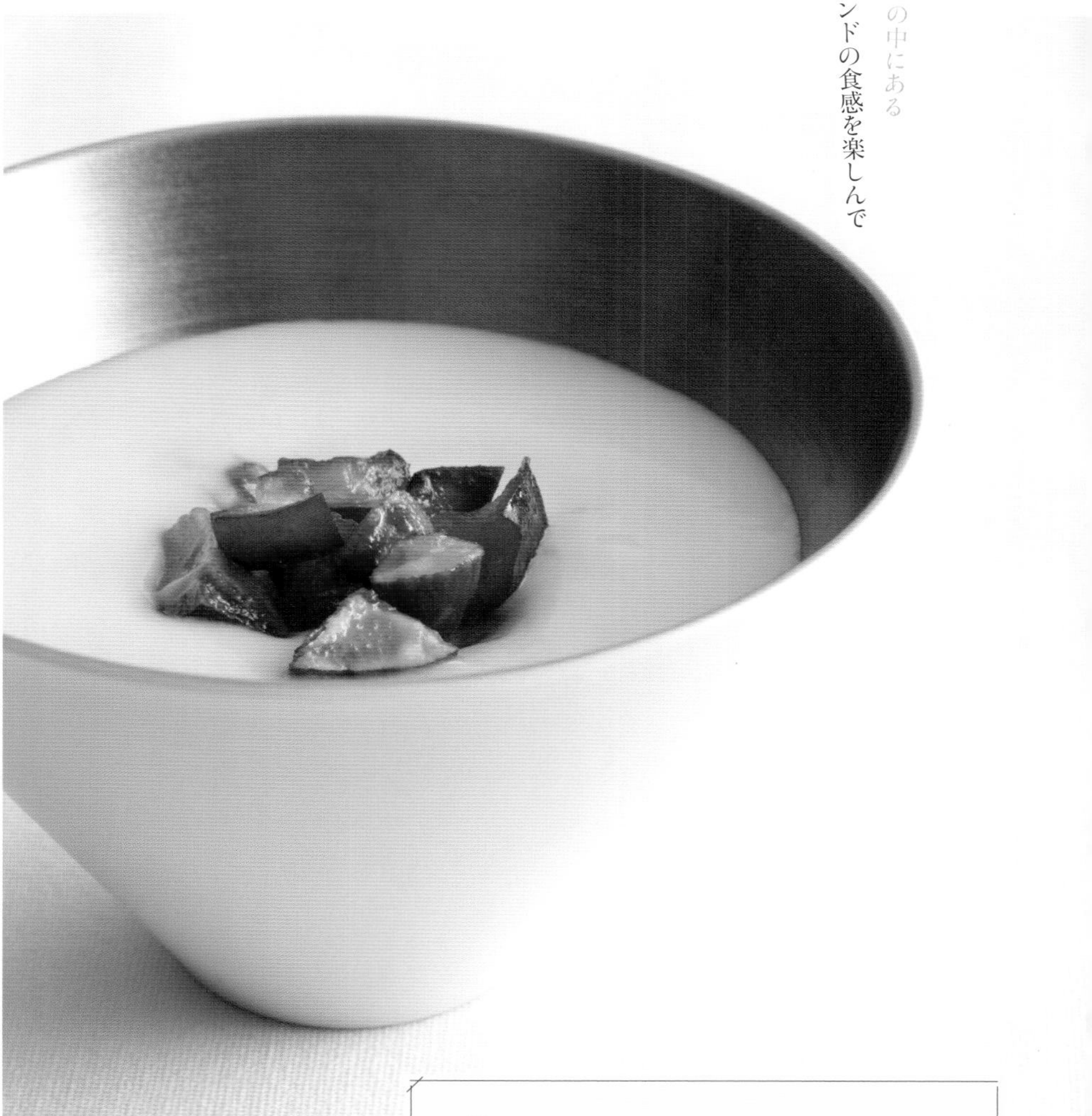

Point

さつまいもの甘さとりんごの酸味がバランスよい一品。さつまいもは食物繊維が豊富です。色味が均一でツヤがあり、傷や斑点がなく、ふっくらしたものを選んで。砂糖の代わりにてんさい糖を使えば、体が冷えにくくなる効果も。カリウム、カルシウム、リンなどの天然のミネラルも豊富で、自然のまろやかな甘さが出ます。

Part 2

体を温める韓方美肌スープ

毎日のスープ生活で大切にしているのは、
体を温めること。体を冷やさないために
内側から温めることを意識していますが、
「体を温める食べ物＝温度が高いもの」ではなく、
「陽」の気を含む食べ物のこと。
一番簡単なのは、生姜をたっぷり入れることですが、
改めて「体を温める」ことについて考えてみました。

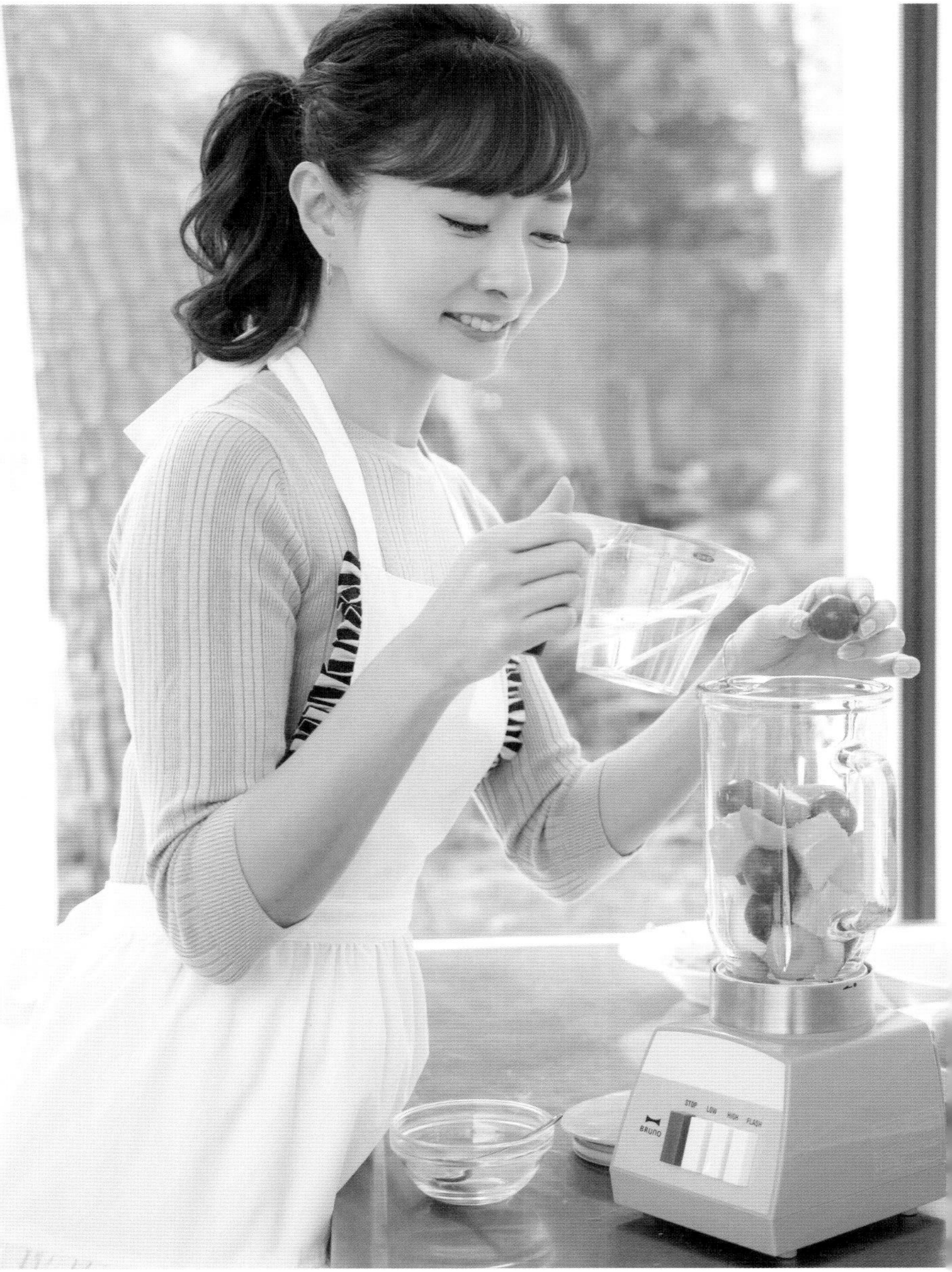
BRUNO
STOP LOW HIGH FLASH

韓国薬膳から、美しくなるスープを考える

私が食の先生として信頼している方の一人が、韓医学博士キム・ソヒョン先生です。ソウルにクリニックがありますが、日本にもファンが多く、女性特有の体の不調や肌荒れで悩む患者さんからの予約でいっぱいです。もともと食やコスメも含めた韓国の文化が大好きだった私も、数年前に念願叶って、憧れのキム先生のクリニックに伺いました。

美肌をつくり、体を温めて女性ホルモンのバランスを整えてくれるスープとは……と考えると、韓国薬膳を取り入れたレシピは欠かせません。そこで本章では、キム先生からアドバイスをいただき、韓医学の教えを取り入れた食と美容、そしてスープについてご紹介いたします。

例えば、疲労回復に効果的な山芋は、韓国では「山のウナギ」とも呼ばれます。利尿作用や解毒効果があり、お酒をたくさん飲んだときに食べると良いとされる豆もやしはアスパラギン酸を多く含み、乳酸をエネルギーに変えて疲労回復に効果的。ビタミンCを含むので免疫力アップにもつながります。

解毒・排出（デトックス）、免疫力アップ、抗酸化などの効果を大切にする韓国薬膳の考えを、ぜひ取り入れてみてください。

Column

なつめ *Chinese date*

食物繊維やビタミン類が豊富で、便秘も解消されます。スープに入れるのはもちろん、沸かしてなつめ茶にして飲んだり、ドライフルーツとしてそのまま食べてもおいしいです。

松の実 *Pine nut*

脾臓と胃を温め、腸を柔らかく保ちます。元気や食欲のないときの強壮剤としても、肌に潤いを与えてくれる食材としても知られます。ただし高カロリーなので食べすぎには注意。

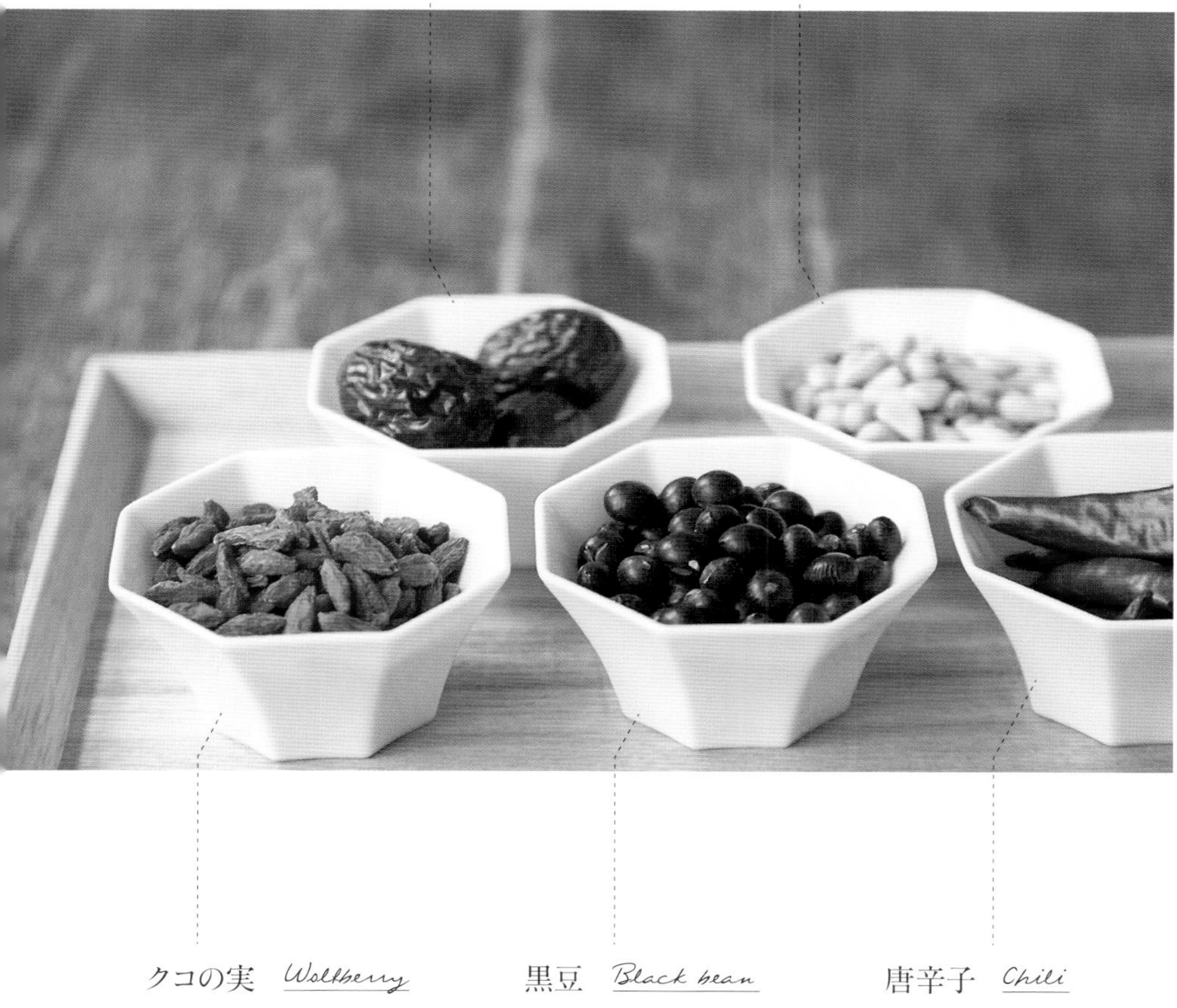

クコの実 *Wolfberry*

強壮剤・解熱剤として知られ、韓国では「クコの実のお茶を毎日湯飲み茶わん1杯飲むと、長生きする」と言われています。抗酸化酵素が多く含まれます。

黒豆 *Black bean*

たんぱく質とリノレン酸が豊富で、悪玉コレステロールの増加を抑えてくれます。腎臓を丈夫にするので、むくみやすい人、疲れやすい人におすすめ。血液の循環をよくし、肌のコラーゲンの生成を助け、弾力を与えます。

唐辛子 *Chili*

カプサイシンが体脂肪を燃焼させ、新陳代謝を促し、血のめぐりをよくしてくれます。ダイエットの味方であるだけでなく、塩分の取りすぎも防げます。ビタミンA、Cも豊富。

BEAUTY TALK 01

キム・ソヒョン先生に聞く「韓方」と「温活」

韓国を訪れたときに、不調を相談して処方してもらったものは、冷えを解消する目的のものでした。冷やさないということが、どれだけ体に大切かという観点から、食に対する考えを韓方医であるキム先生から伺いました。

陰と陽のバランスを整える「食治」という考え

石井：先生、お久しぶりです。伺った頃は体調不良に悩まされていましたが、先生に診ていただいたら、すっかり健康体を取り戻すことができました。それをきっかけに、韓方の食事法についてより知りたいと思うようになったんです。

キム・ソヒョン：韓国では、陰と陽のバランス、そして食べ物のバランスを整えれば、体だけでなく気運まで整うといわれます。それはもちろん美容にも良い影響を与えてくれます。

石井：私もマクロビを学んでいたときに、食べ物には陰と陽の性質があることを知りました。マクロビの考えだと、陰と陽の間（中庸）のものを摂るようにと教わり、可能なかぎり毎日の食生活に取り入れてきました。また、パイナップルは南国の食べ物で体を冷やすものですから、冬には食べないようにするとか。きゅうりやトマト、ナスなどの夏野菜も同様に体を冷やすので、冬には積極的に食べないようにと教わりました。私はゆるく取り入れているので、熱を通して食べたりしていますが、なるべく旬の食材をとるように気を付けています。韓国でもそういったことはありますでしょうか。

キム・ソヒョン：陰と陽という概念でいうと、同じ木に成るものでも根、茎、葉ではそれぞれ性質が違うので、食物の性質をきちんと理解して食べるということが大切です。韓国では「食治」という言葉があり、朝鮮王朝の時代から、食材料の性質を理解して、その人に合った食べ物を調合していました。みなさんに必ず言うのは、飲み物（水）ひとつで体質が変わるということです。陰の体質の人なら、陽の質のもの、例えば高麗人参、唐辛子、生姜などを加えて薄めた水を飲むことで、体調が良くなります。冷え性、むくみ、便秘などの不調が解消されるんです。逆に陽の体質の人は、麦や緑豆のお茶を飲むと不調が改善されます。

女性の多くが、子宮の冷えを抱えている

石井：診察していただいたときに、私は下半身にエネルギーがめぐっていないので全身均一にするのが最終目的だと言われました。もともと冷え性で疲れやすいのですが、処方していただいた韓方と、子宮を温める「温宮茶」を飲むようになってからは、みるみる体調が改善しました。

キム・ソヒョン：温宮茶は、韓国で昔から健康に良いとされる当帰《とうき》、艾葉《がいよう》、茴《らい》香《きょう》などの伝統植物を配合した湯茶で、子宮周辺の血流を高めて、女性ホルモンを活性化してくれます。私が厳選してブレンドした韓方湯茶なので、ぜひ続けてほしいです。

石井：本当に、体を冷やすと疲れやすくなるということを年々実感するようになってきて……。疲れると免疫が下がってしまうので、とにかく冷やさないように朝と夜は湯船につかるようにしています。冷たい飲み物も飲まないようにしています。

キム・ソヒョン：私のクリニックに来る女性は日々の生活でストレスを感じている人が多く、本来「頭寒足熱」が理想的なコンディションなのですが、陰の体質の人が多く、頭が熱くて下が冷えているというパターンが多いです。東洋人にはこのケースが多く、血流が循環しないことで、頭痛、生理痛、冷え性などの症状が重くなるケースもあります。冷えを甘くみてはいけないんですよ。手袋と靴下をつけていくら外から温めても、冷え性は治りません。特に女性は温度の差に敏感で、冷えを察知した瞬間から五臓六腑に変化が出て、子宮も冷え、重大な疾患につながることもあります。「隠れ冷え性」という言葉もあるように、自覚症状のない人もたくさんいます。ですから、常に食事で内側から温めることを意識していただきたいです。

石井：私はコーヒーが好きなのですが、体を冷やすとされているので気になっています。先生はどうお考えになりますか。

キム・ソヒョン：残念ながら、コーヒーは体を冷やすもの、という認識は正しい

です。韓国の人もコーヒーは好きですが、カフェインは手足を冷やすため、むくみや不眠にもつながります。私のクリニックでは本草コーヒーという代替コーヒーも開発していますし、いまはカフェインレスコーヒーが飲めるカフェも増えていますよね。時々そうしたものに置き換えるだけでも違ってくると思いますよ。

ザクロはアンチエイジングの強い味方

石井：先生は現在53歳と伺いましたが、いつもパワフルでお美しいですよね。先生が美容のために毎日欠かさず摂っているものや、体調を整えるために欠かさず食べているものはなんですか？

キム・ソヒョン：私は昨年、閉経を迎えたのですが、それ以降体の中から「もう女性ホルモンは分泌しませんよ」というサインを感じるんです。顕著なのが、肌の乾燥で、潤いを保つためにザクロを進んで取り入れています。

石井：ザクロですか？

キム・ソヒョン：はい。最初はザクロの実をつぶしてゼリーを作ったりしていましたが、結構手間もかかるので、自分で作るのはやめてしまいました(笑)。その代わりに、ザクロにコラーゲンを配合したゼリーを製品化して一日に数本食べています。ザクロは女性ホルモンのエストロゲンに似た物質を含みますし、コラーゲンはお肌や筋肉だけでなく、毛髪や爪など末端の美まで作ってくれます。両方とも更年期には必須ですよ。

石井：若いときは無理がきくので、睡眠不足や栄養不足でもリカバリーが早いですが、40代前後になると、生活スタイルが健康や肌にすぐ表れると思い知りました。体調がいいと元気になれますし、肌の調子がいいと、すごく前向きになれて人にも優しくなれる。心の持ちようまで変わってきますよね。

キム・ソヒョン：肌は胃腸、子宮、肝臓、腎臓とつながっていて、まさに五臓六腑を映し出す鏡です。内臓から発される信号として、肌のツヤ、吹き出物ひとつでもそのサインを見逃さないようにしてほしい。石井さんは美容家として、私は本草学の専門家として、これからも一緒にインナービューティーの大切さを伝えていきましょうね。

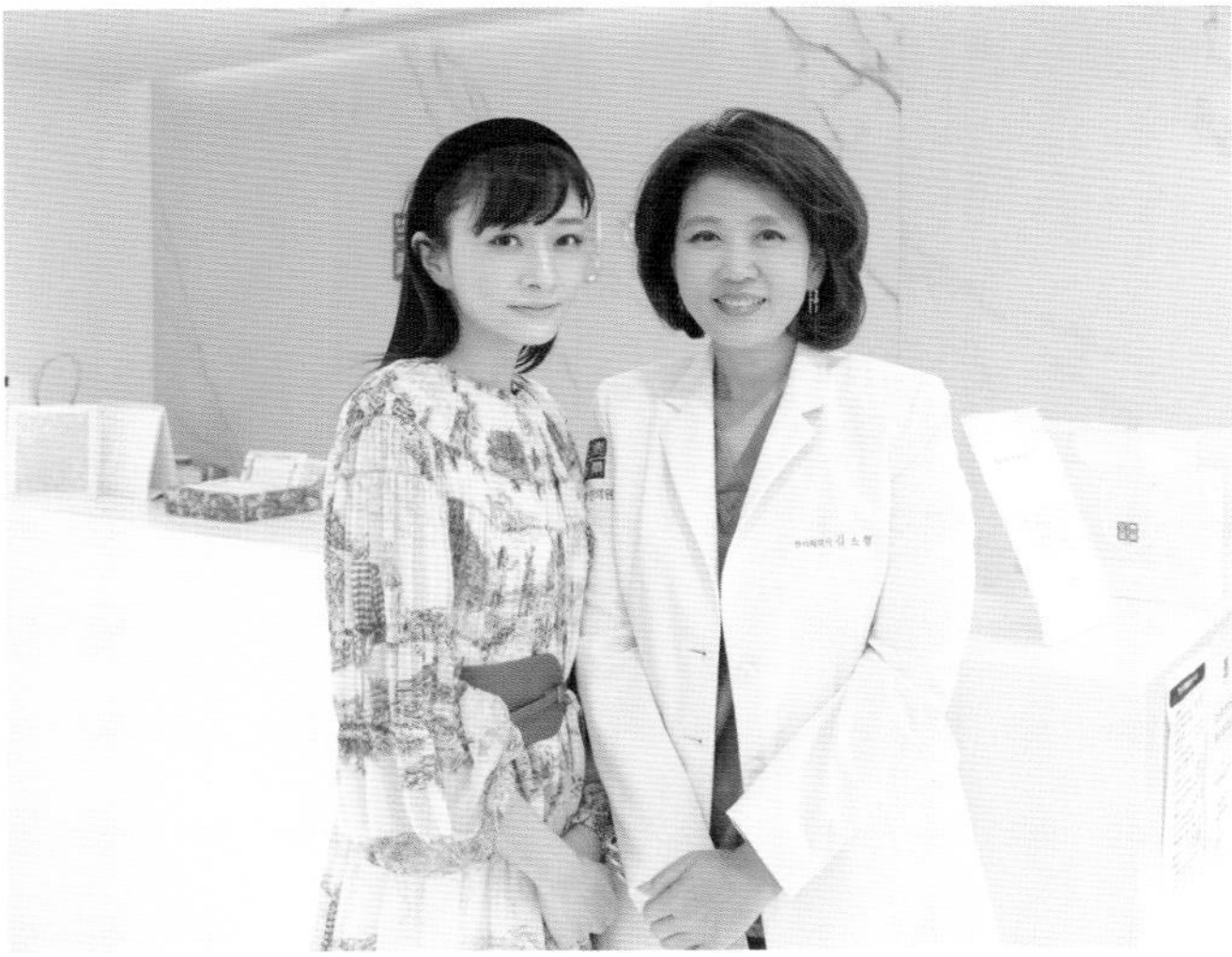

BEAUTY TALK　MIHO ISHII × KIM SO-HYUNG

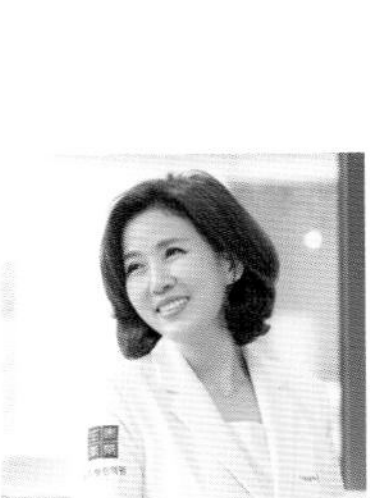

Profile

金昭亨（キム・ソヒョン）

1969年ソウル生まれ。又石大学韓方医学科在学中にミス・コリアに選ばれる。キム・ソヒョン韓方クリニック院長。本草学博士。女性の健康・スキンケア分野において最高の韓医学専門家として絶大な支持を得る。『コリアン・ダイエット「伝統美人食」で肌もカラダもきれいにする』『おしり温活美人』『ネオ韓方』など著書多数。

長芋は、粗削りのところはシャキッとした食感、
なめらかなところはトロトロの食感が楽しめます

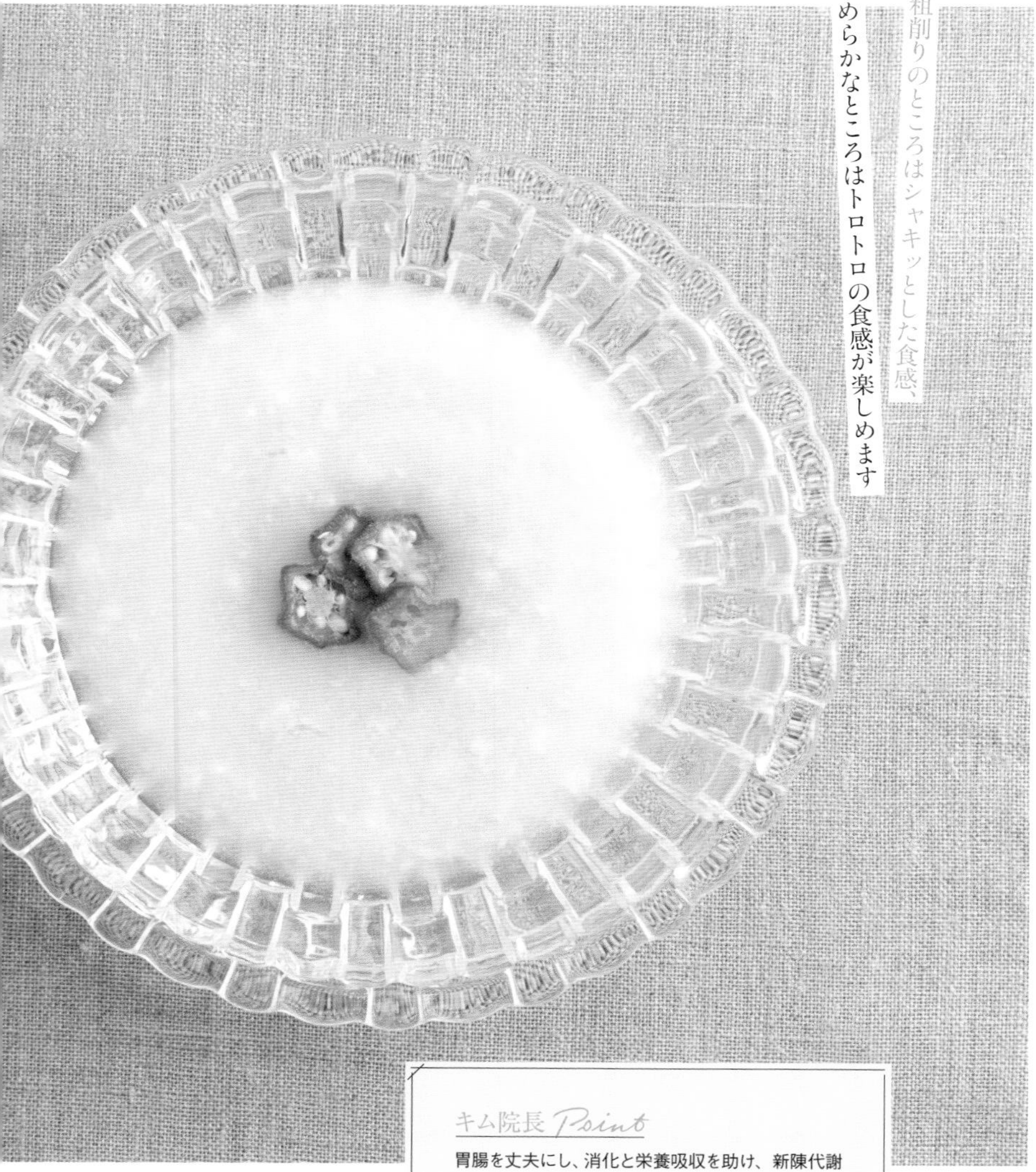

キム院長 *Point*

胃腸を丈夫にし、消化と栄養吸収を助け、新陳代謝を促してくれる長芋。山芋に変えても良いでしょう。韓国では「山のうなぎ」とされ、アミノ酸が豊富で体力増進と疲労回復に効果があります。加えてカリウム、リンなどの無機質とビタミンBも豊富に含まれることで知られています。

疲労回復に効く

長芋のすり流し風スープ

そのままいただいても、冷やしてもおいしいです。
三つ葉や青ゆずの皮、
刻んだオクラなど彩りを添えてどうぞ。

Ingredients

［ 材料(2人分) ］

長芋………1/3本程度
生姜の絞り汁………少々
出汁………600ml
日本酒………大さじ1
みりん………大さじ1
薄口醤油………小さじ2
塩………少々

How to

［ 作り方 ］

1. 長芋は皮をむいて輪切りにしたものを蒸す。その後フードプロセッサーをやや粗めにかける。

2. 鍋に出汁と調味料を入れて火にかけ、煮立ったら1の長芋を加えて3分ほど煮る。

3. 生姜の絞り汁を加えて仕上げる。そのままでもしっかり冷やしてもおいしいです。三つ葉、青ゆずの皮、刻んだオクラなどを添えても。

ホルモンバランスを整える

豆もやしのスープ

大豆は女性ホルモンと似た作用をするイソフラボンを多く含みます。
生理不順や冷えなど、女性特有の不調を感じたら
たっぷりいただきましょう。

Ingredients

［ 材料(2人分) ］

豆もやし
(緑豆、大豆どちらでもよい)
………1/2袋
水……… 400ml
煮干し………3本
昆布………5cm角
醤油………大さじ1
にんにくすりおろし
………少々(1/4かけほど)
あみの塩辛………大さじ1
(あみの塩辛は韓国食材店で
売られていますが、いかの塩辛でも)
長ねぎ………少々
粉唐辛子………適量

How to

［ 作り方 ］

1. 鍋に水、昆布、煮干しを入れて火にかける。沸いたら5分後に昆布だけ取り出し、煮干しは残したまま、弱火でさらに沸かす。
2. 1の出汁に豆もやしを入れる。もやしの生臭さを防ぐため、蓋はしない。
3. 豆の部分がやわらかくなったら、醤油、にんにく、あみの塩辛を入れる。仕上げに、刻んだ長ねぎと粉唐辛子を少々入れる。

キム院長 *Point*

豆つきのもやしはとても体に良く、安価に手に入るのもうれしい。にんにくは韓国では「食べるペニシリン」と言われ、食欲不振、保温・抗菌・精神安定・利尿・神経痛の緩和などの効能が。唐辛子のカプサイシンは体脂肪を燃焼させ、新陳代謝をうながし、血のめぐりをよくしてくれます。

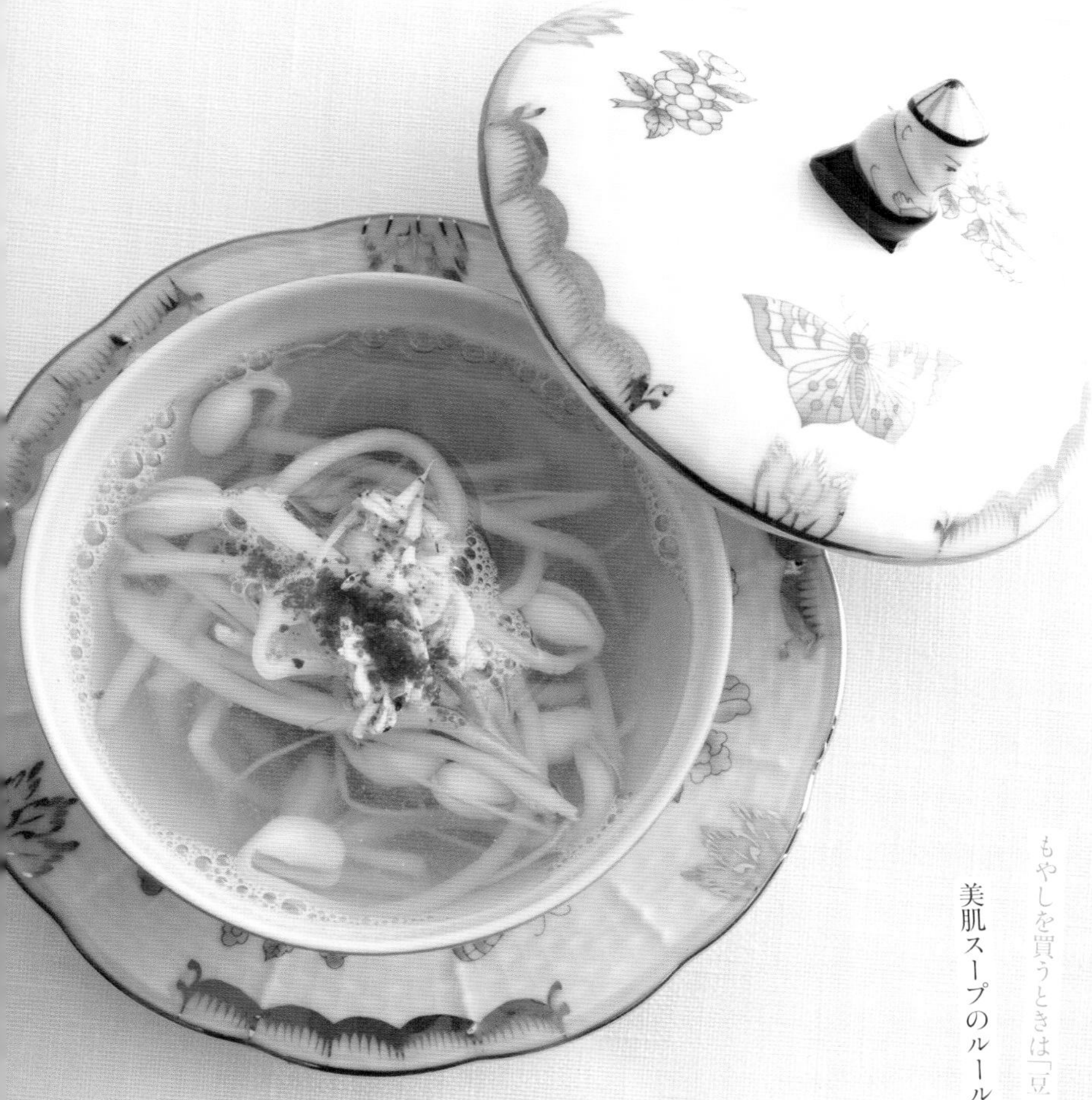

もやしを買うときは「豆つき」で！

美肌スープのルールにして

あんこをトッピングしたり、
白玉だんごを入れるのもおすすめです

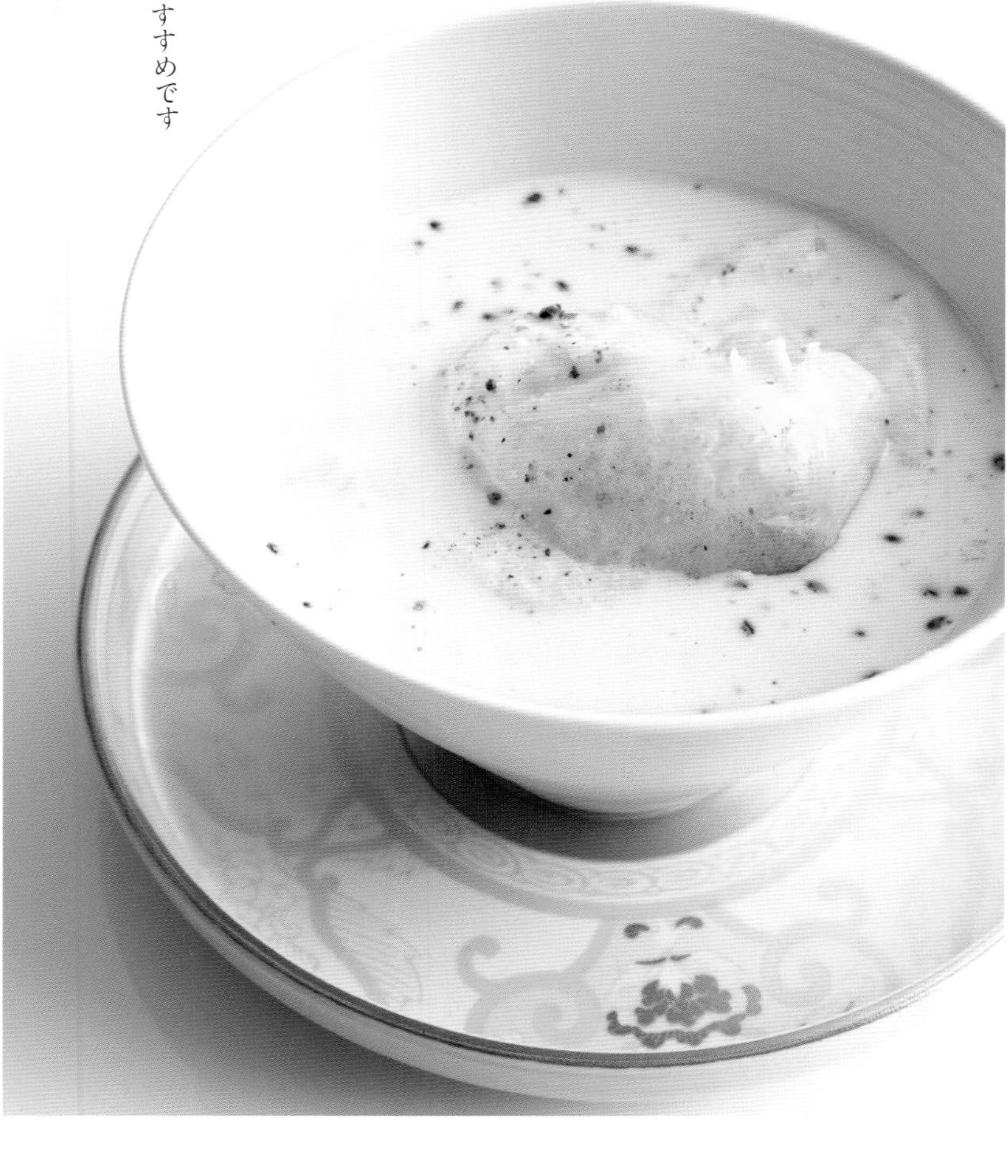

美しい髪をつくる

黒豆の冷やしお汁粉風

黒豆・黒ごまは髪のパサつきや乾燥肌が気になるときに。
ココナッツミルクで、おやつ代わりにもなります。

Ingredients

［ 材料（2人分） ］

黒豆（柔らかくゆでたもの）
　………大さじ3
ココナッツミルク
　………200ml
牛乳………200ml
はちみつ………適量
餅………2個
黒すりごま………適量

How to

［ 作り方 ］

1 餅を色良く焼き、半分に切っておく。

2 黒豆、ココナッツミルク、
牛乳をミキサーにかける。
はちみつを好みの甘さになるまで
少しずつ加えて、冷やす。

3 1の餅にたっぷりと2をかけ、
仕上げに黒すりごまを散らす。

キム院長 *Point*

黒ごまの植物性脂肪のほとんどがリノール酸・オレイン酸などの不飽和脂肪酸で、肌の乾燥やかゆみを抑制します。リン脂質成分とビタミンE、肌に潤いを与えます。セレニウムが細胞の老化を抑制する効果も。新陳代謝と血液循環を促がすリン脂質成分（レシチン）も豊富に含みます。

Part 3

週末に作りたい スペシャルケア スープ

スープ生活で２つ目に大切にしている「デトックス」。
消化は体を疲れさせ、
胃を酷使することは肌の老化にもつながります。
重いディナーが続くときは、
日中はスープだけにしてコンディションを調整することも。
何も考えず手間ひまをかけて
じっくりデトックススープを作る時間は、リフレッシュにも。

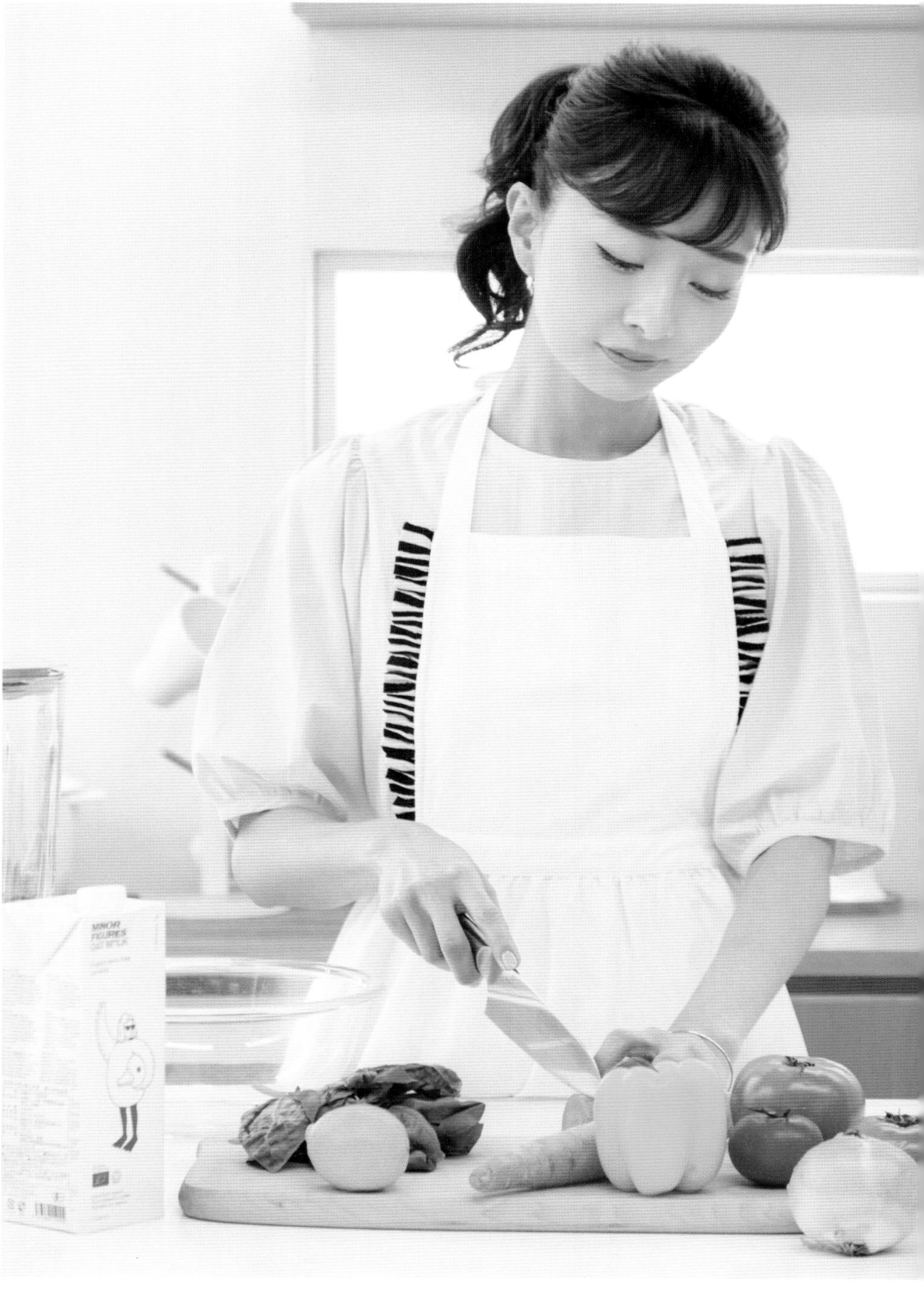

最高の美肌スープは、食材以上に「出汁」で決まります

東京・麻布十番にあるフレンチレストラン「釜津田」。その味に定評がある人気店ですが、私にとっては文字通り「美の駆け込み寺」。釜津田さんの「ボーンブロス・スープ」を飲むと、驚くほど速攻でお肌に潤いとツヤが戻るのです。

ベストコンディションで臨みたい撮影がある日の特効薬として、たくさん眠っても疲れが取れないときのカンフル剤として、食べすぎた翌日のデトックスとして、とにかくここぞというときに駆け込んで、テイクアウトをしています。

私自身、白きくらげと鶏を2時間ほど煮込むスープ（66p）をよく作っていますし、肌のコンディションを整えるためなら、時間をかけてじっくり煮込むのはそんなに苦ではありません。釜津田さんが作る「美容液」のようなスープを自宅で再現できたら……。そんな思いで、家庭で作れる「美肌ブイヨン」と、そのバリエーションを教えていただきました。

私のレパートリーである白きくらげのスープと合わせて、ご紹介いたします。

出汁そのものが最高の美容液であることを、ここでお伝えできればと思います。

Column

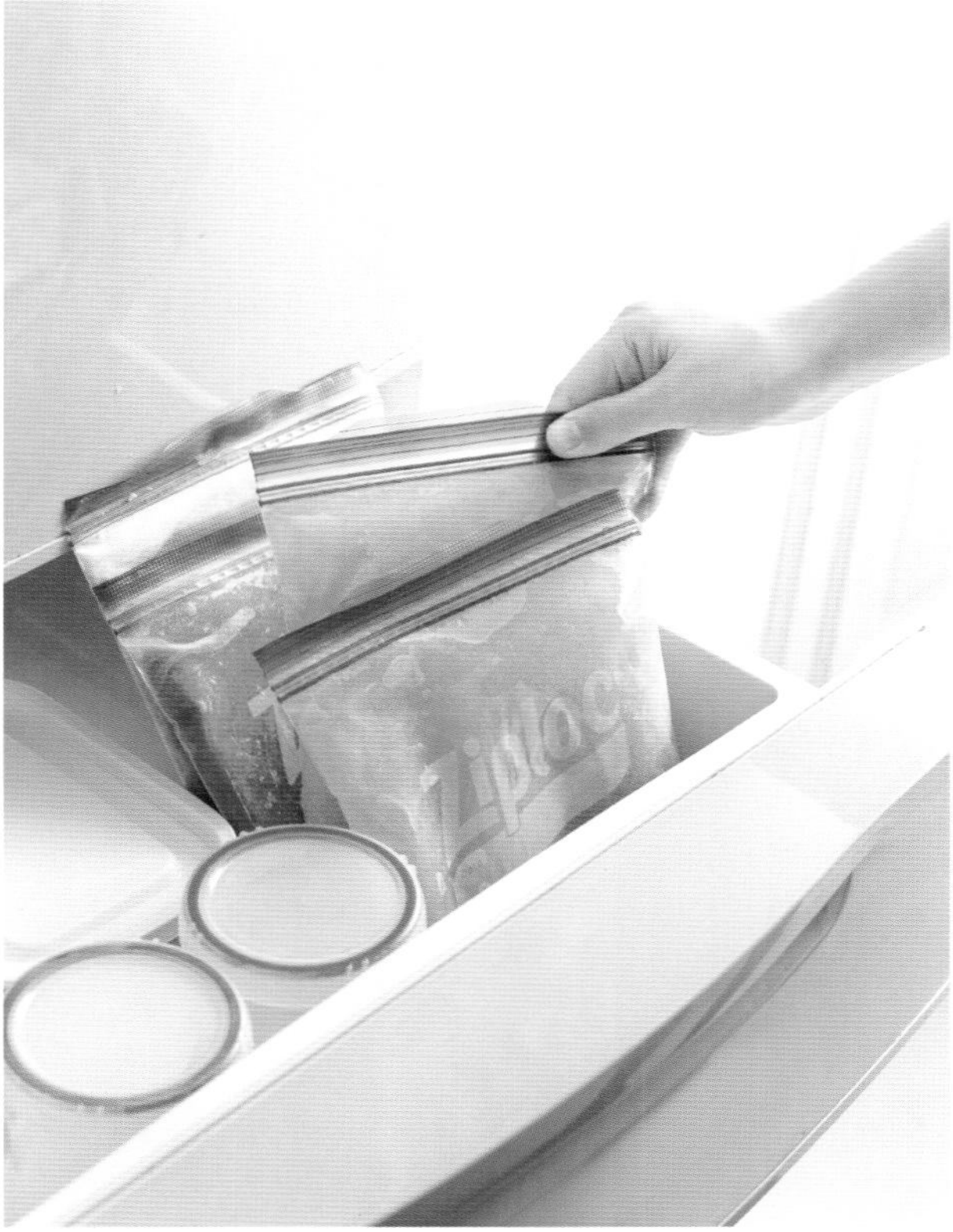

週末に作り置きしたスープストックを、冷凍庫で保存。忙しい平日には、解凍して具材を加えるだけで、簡単にスープ生活が続けられます。

肌のハリ・ツヤがアップする

白きくらげと鶏のぷるぷるスープ

楊貴妃も愛した白きくらげを、塩味であっさりと。
私がインスタグラムで何度もご紹介してきた、
お気に入りの薬膳系スープです。

Ingredients

［作りやすい分量 約3日分］

白きくらげ………15g～
鶏手羽………10本
塩麹………大さじ1
水………2ℓ～
長ねぎ（白い部分）
………2本
生姜………1かけ～
白こしょう（粒）
………20粒程度
クコの実………20粒程度
塩………適量
ごま油………適量

How to

［ 作り方 ］

1. 鶏手羽元はさっと洗ってから水気を拭き、塩麹とともに保存袋に入れて揉み込み、冷蔵庫で一晩おく。

2. 白きくらげはザルに入れて熱湯を回しかけ、汚れと臭みを取る。長ねぎは3cmの長さにカットし、生姜はせん切りにしておく。

3. フライパンで鶏手羽を皮目から焼き、表面に火が通ったら鍋に移し替える（出た脂はペーパーでふき取る）。

4. 3の鍋に白きくらげと白こしょう、水を加える。沸騰したら火を弱めて、白きくらげがぷるぷるになるまで2時間ほど弱火でコトコトと煮込む。途中、ときどきアクを取り除く。

5. 長ねぎ、生姜、クコの実を加え、塩で味を調える。長ねぎがやわらかくなったら火を止めて、仕上げにごま油をたらす。

Point

中国で不老長寿の妙薬といわれる白きくらげは、アミノ酸、ミネラル、ビタミン、食物繊維が含まれ、若さを保つために楊貴妃が愛したとも。また白きくらげには多糖体という成分の保水力があり、そこに鶏手羽元のコラーゲンも加わって肌がぷるぷるになります。生姜をアクセントにした味にハマります。

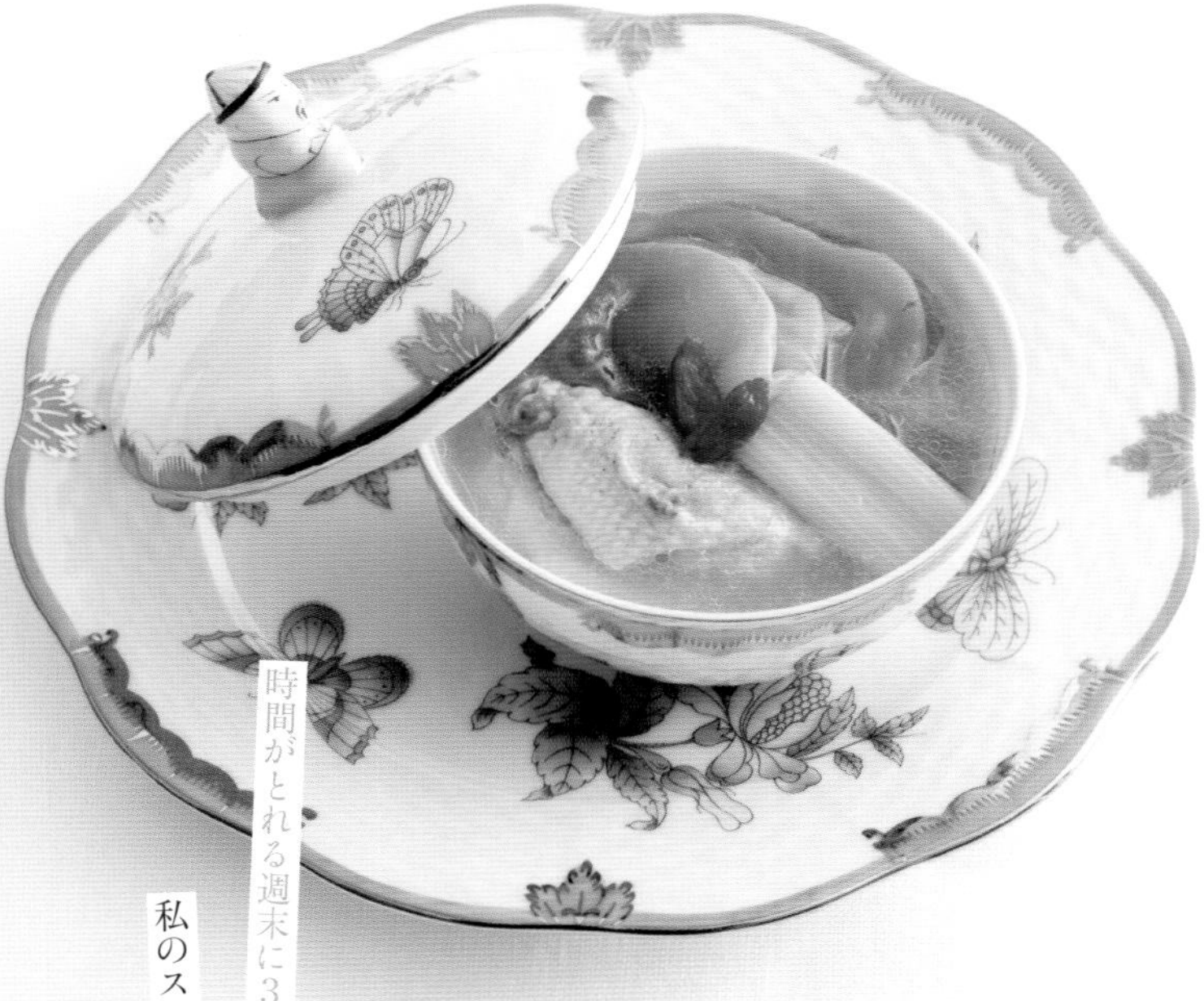

時間がとれる週末に3日分まとめて作り置きする
私のスペシャルデトックススープです

BEAUTY TALK 02

フレンチの巨匠・釜津田シェフに聞く美肌スープ

体だけでなく肌にもいいスープって何でしょう？　そうお聞きすると、釜津田さんは「ピュアな出汁がすべてです」と即答。どんなに良い具材を足しても、化学調味料を使った出汁がベースでは、本当の意味での「美肌スープ」にはならないとおっしゃいます。その基本となる考え方をお聞きしました。

胃に吸収されて1~2時間で、肌が輝く魔法のスープ

石井：釜津田さんのお店と私のサロンが近くだったので、疲れたときさっと飲めるボーンブロススープをよくテイクアウトするようになりました。飲んだ翌日にはお肌がぷるぷるになり、その効果に本当に驚きました。

釜津田：麻布十番にお店を出してから6年になりますが、石井さんとも長いお付き合いになりますよね。今回、石井さんがスープの本を作られるということで、ボーンブロススープのレシピをお伝えしたかったのですが、家庭で作るのは大変なので、簡単にアレンジしたものをいくつか考案させていただきました。

石井：ありがとうございます。

釜津田：コラーゲンたっぷりの美肌ブイヨンというテーマで、骨や野菜の栄養成分がたっぷり含まれています。本格的なボーンブロススープより煮込み時間は短いものの、6~7時間煮込むという手間がかかるスープですが、その栄養価の高さは別格、健康維持に必要な栄養がとれるので免疫力アップにもつながります。

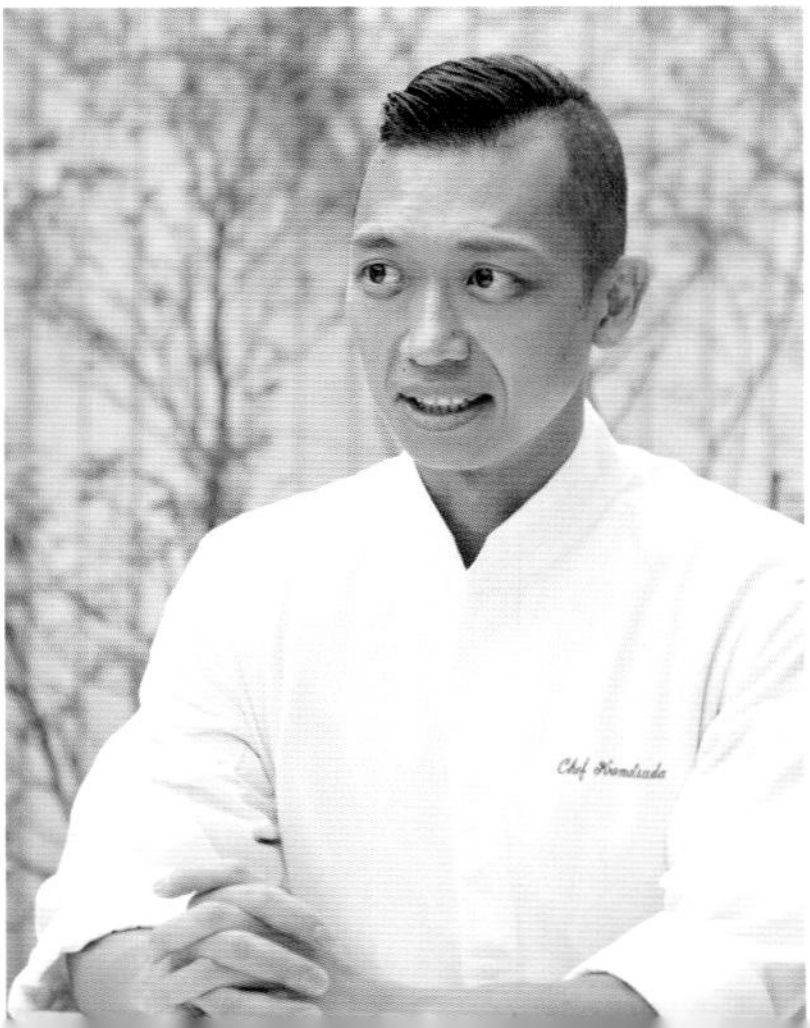

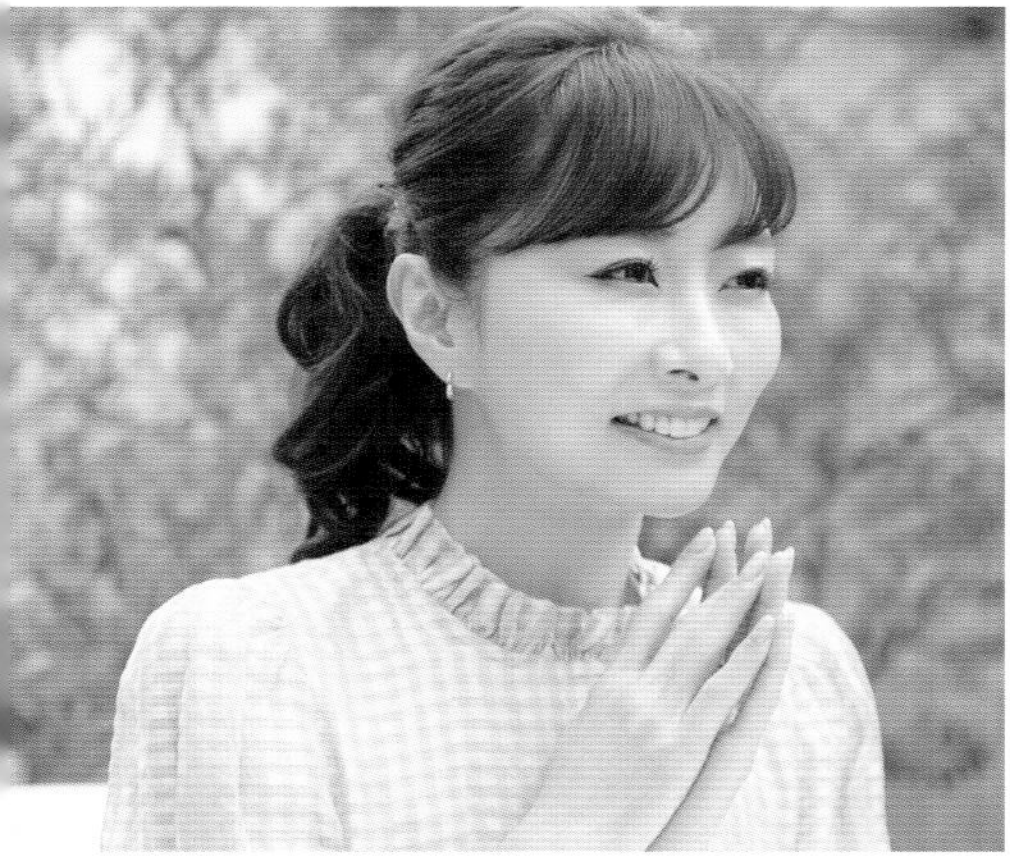

石井：スープは出汁をとってストックしておくと、それを軸にいろいろとアレンジできるのでスープのレパートリーが広がると思うんです。

釜津田：家庭で作りやすいよう、スーパーで手に入る食材を中心に栄養素を考えたものにしました。鶏の手羽先や手羽元、牛テールなどはトロトロに煮込んだ後、それ自体もおいしく食べられるので。

石井：私も、鶏の手羽先や手羽元はそういう使い方をすることが多いです。

釜津田：鶏の手羽先や手羽元は、煮込んだ後に甘辛く味付けしても食べられるし、牛テールは刻んでスープに入れてもいいので、今回提案したレシピは、手に入りやすくて無駄のない使い方ができる食材をチョイスしてあります。

石井：それはとてもうれしいですね。食材が手に入りやすいだけで、お料理のハードルが下がります。

とにかくじっくり煮込むこと。「時短」では良い出汁は出ない

釜津田：あとは、じっくり煮てもらうこと。それに尽きますが、時間をかければ骨はもちろん、お肉や野菜の栄養素も含まれて味に深みが出てバランスも整います。

石井：健康にも肌にもいいスープになりますね。

釜津田：栄養価が高いということは、そういうことになんですよ。ベースがシンプルなので、アレンジしやすいというメリットもあります。煮込んでクタクタになった野菜にさらに新しいお野菜を加えたり、大麦などを入れて整えたりするのもいいです。また、冷製スープのヴィシソワーズもいいかな……などと考えていくと、アレンジの幅はかなり広がりますよ。

石井：それを考えただけでも楽しいですね。

釜津田：ヴィシソワーズには冷蔵庫で冷やしたブイヨンをジュレみたいな感じでのせると、食べたときに様々な味が口の中で楽しめますよ。

石井：この「美肌ブイヨン」（72ページ参照）があれば、アレンジが楽しめますね。

レシピからいくと6時間から8時間の煮込み時間が必要ですが、お店のボーンブロスープは何時間ぐらい煮込むんですか？

釜津田：最低でも48時間ぐらいですね。

石井：え！　すごい。どうりで……お肌があっという間にぷるぷるになるのも納得です。でもさすがに48時間（！）となると昼夜、火をずっと見ていないとだめだから難しいですね。私は休日、時間をかけて作れそうなときに、手羽先や手羽元を1～2時間煮込んで、他の具材を入れてそこから数時間コトコト煮込むんですが、煮込み始めてしまえば、他のこともできるので案外楽です。

釜津田：時短にするため、圧力鍋を使ってもいいんですか？というご質問をいただくんですが、圧力鍋は短時間で具材をやわらかくするもので、短時間でスープの出汁をとることはできないんです。

石井：そうですよね、具材はやわらかくなるけれど出汁はとれないですね。美肌や健康のために、休日に多めに仕込んで、毎日使うという感じがいいですね。

釜津田：保存袋など密閉した状態で、冷蔵庫であれば3日から4日持ちます。冷凍庫であれば、200㎖ぐらいに分けて冷凍すれば、数週間持ちます。空気に触れないようにすれば冷凍焼けするまで使えると思います。

石井：私は釜津田さんのお店で買って、瓶のまま冷凍庫に保存して使っています。自分が使うとき、湯煎して解凍して、それをベースにアレンジしています。

釜津田：今回の僕のレシピの量を作る場合、5・6ℓ入るずん胴鍋がいいですね。それに対して、鍋の半分が具材、半分が水の目安です。煮詰まって水分がなくならないように気を付けてください。仕上がりの量は2・3ℓです。

石井：それでスープストックができるぐらいの量ができますね。パスタ鍋などを流用してもいいかもしれません。忙しい平日だとここまでできないと思いますが、自分の肌のためにチャレンジしたいですね。量の入るお鍋が必要だったり、煮込む時間が必要だったりと、簡単ではありませんが、時々いいパックでお肌のスペシャルケアをするように、ゆとりがある週末にスペシャルなスープを作り置きできれば、とっておきの「飲む美容液」になると思います。

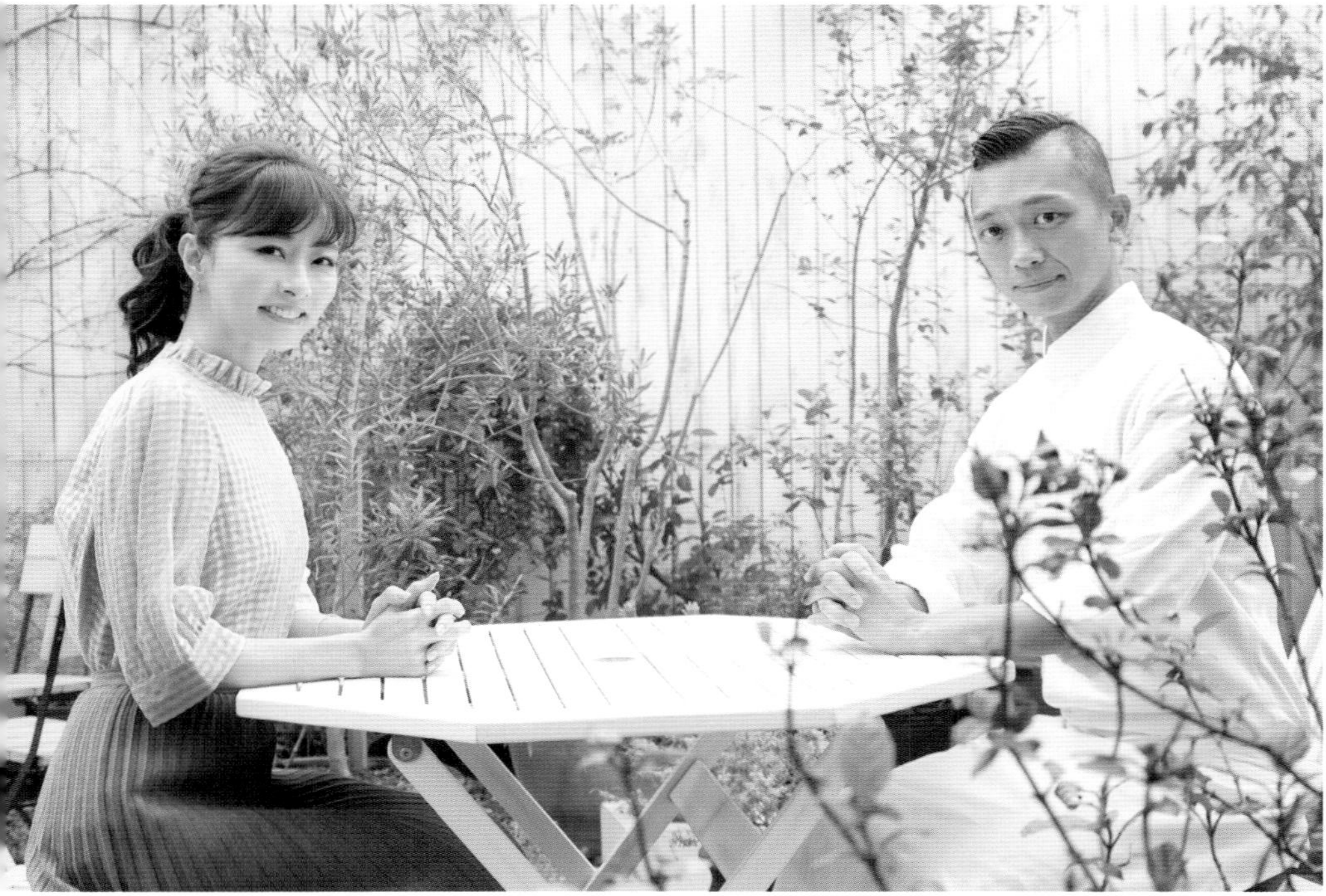

BEAUTY TALK　MIHO ISHII × KEN KAMATSUDA

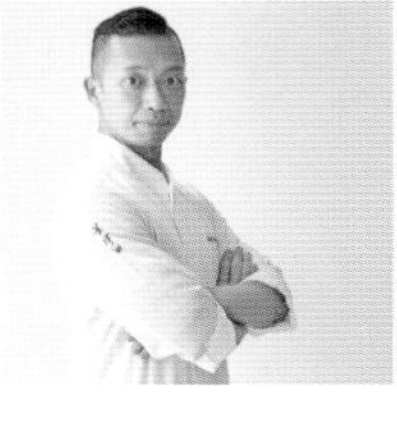

Profile

釜津田 健（かまつだ・けん）

東京・麻布十番のレストラン「釜津田」のフレンチシェフ。能登を中心に全国から新鮮な食材を取り寄せ、「食材を活かす味」を信条とした繊細な料理に定評がある。テイクアウトのお惣菜を扱う「シャルキュトリー釜津田」も運営。ECサイトも大好評なので、ぜひお問い合わせください。https://charcuteriekamatsuda.jp/

時間のある週末に、
ゆっくり作りたい

美肌ブイヨン

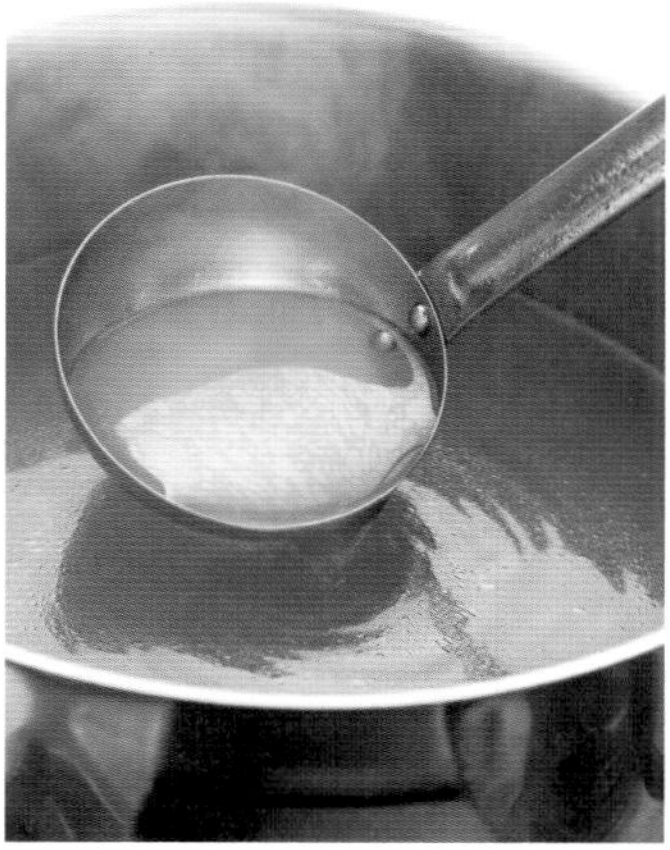

普段は市販の鶏がらスープや
野菜ブイヨンを使い、時間のある週末には
「本格的なスープ」を試してみて。
「美肌スープ＝出汁」であることが、翌日の
肌コンディションに表れるでしょう。

Ingredients

［ 作りやすい分量 ］

鶏手羽先………500g
鶏手羽元………500g
牛テール………500g（あれば）
玉ねぎ………大1個
にんじん………大1個
セロリ………1本
ポワロー（長ねぎでも代用可）
………1/2本
トマト（中）………1個
にんにく………1/2株
タイム………3枝
ローリエ………2枚
水………3ℓ

How to

［ 作り方 ］

1. 牛テールは余分な脂のみ取り除く。
2. 手羽先、手羽元は骨を切断するように
ぶつ切りにする。
3. 玉ねぎ、にんじん、セロリは
厚めのざく切りにする。
4. 鍋に1を入れ、浸るくらいよりも
多めの水を入れ火にかける。
沸いてきたらアクをとる。
5. 鍋にその他の材料を全て入れ、
しっかりアクをとったら火を弱める。
ぽこぽこ沸いているくらいの火加減で、
6〜8時間煮込む。
6. あまり食材を潰さないように裏ごしして完成。

釜津田シェフ Point

鶏の骨から出るコラーゲンと野菜から出る栄養素だけで、飲むだけで元気になれるシンプルなスープです。胃腸にもやさしく、疲労回復や免疫力アップにもつながります。煮込む時間はかかりますが、休日にたくさん作って冷凍しておけば、いつでもアレンジができます。

胃腸が疲れているときでも
効率的に栄養が摂れる

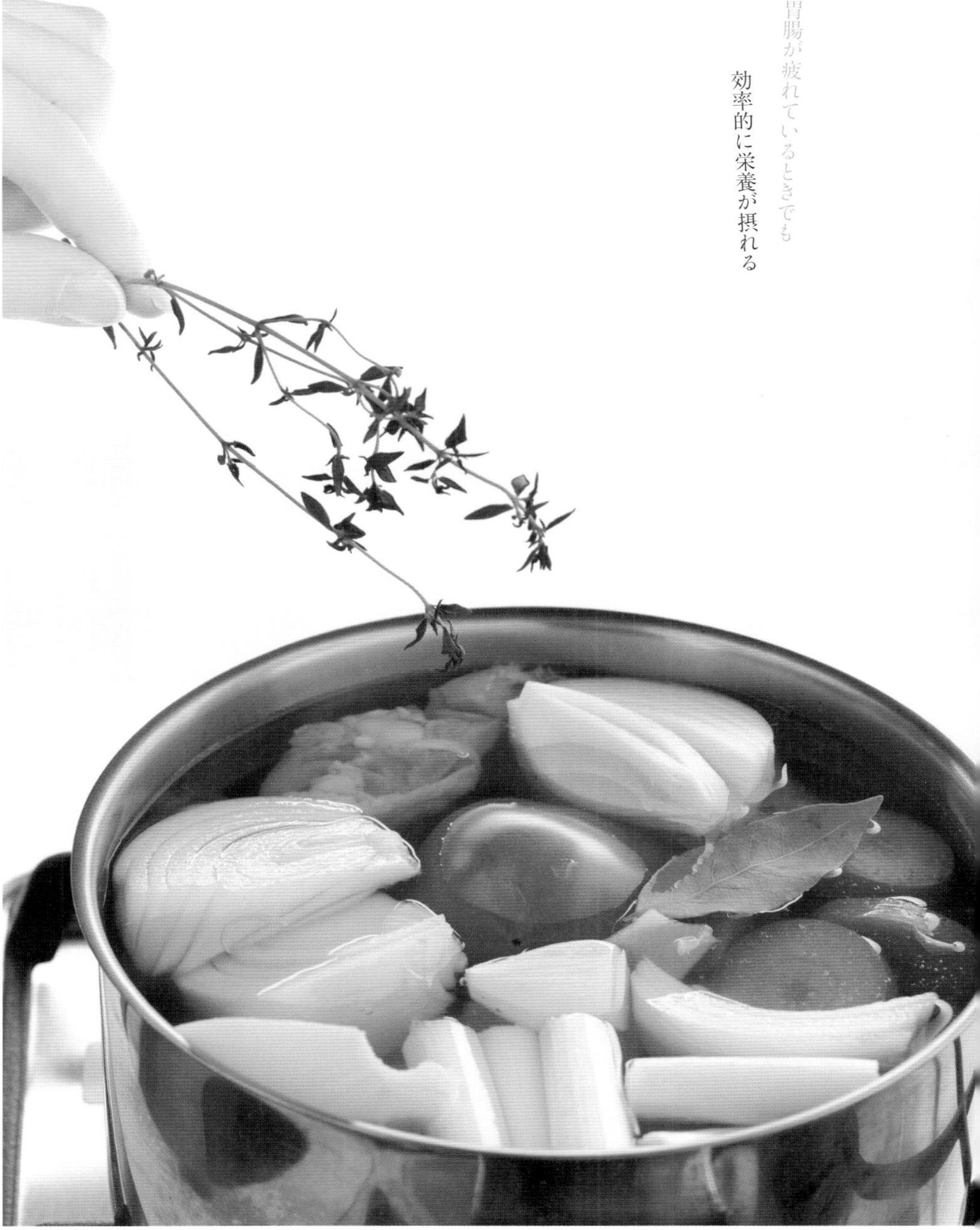

美白につながるビタミンCが豊富

ヴィシソワーズ

美肌ブイヨンをアレンジしたスープの1つ目は、
ビタミンCが豊富で低カロリーの炭水化物・じゃがいもを使った冷製スープ。
フレンチでも前菜によく出されます。

Ingredients

［ 材料(2人分) ］

p72の美肌ブイヨン………50ml
(冷蔵庫で冷やしておく)
じゃがいも………100g
玉ねぎ………100g
ポワロー(長ねぎで代用可)
………100g
バター………20g
ローリエ………1枚
水………250ml
牛乳………250ml
生クリーム………30〜50ml
塩………2〜4g
白こしょう……少々

How to

［ 作り方 ］

1. 玉ねぎ、じゃがいも、
ポワロー(長ねぎ)は薄くスライスする。

2. 鍋にバターを入れて、弱火で
玉ねぎとポワロー(長ねぎ)を、
色づかない程度に炒める。

3. 2の鍋にじゃがいもを入れて
2〜3分炒めたら、水とローリエを
加えて蓋をし、やわらかくなるまで
弱火で蒸し煮にする。

4. 3の粗熱がとれたらローリエを
取り除き、ミキサーにかけて
しっかりピューレ状にする。
ミキサーがうまく回らない場合は、
分量の牛乳を少々加える。

5. ピューレ状になったものをボウルに入れ、
氷を入れたボウルにのせてしっかり冷ます。

6. 5が冷えたら牛乳と生クリームを加え、
塩と白こしょうで味を調える。
お好みでリーペリンソース
(ウスターソース可)や、
タバスコを数滴入れてもよい。

7. 冷蔵庫で冷やしたブイヨンは
ゼラチン質でジュレになっています。
6で完成したヴィシソワーズを
器に盛り付け後、ジュレ状になった
美肌ブイヨンを上に飾る。

釜津田シェフ
Point

じゃがいもは炭水化物、食物繊維、カリウムなどの栄養素が多く、満腹感も得られます。疲労時や食欲不振のときに向いています。

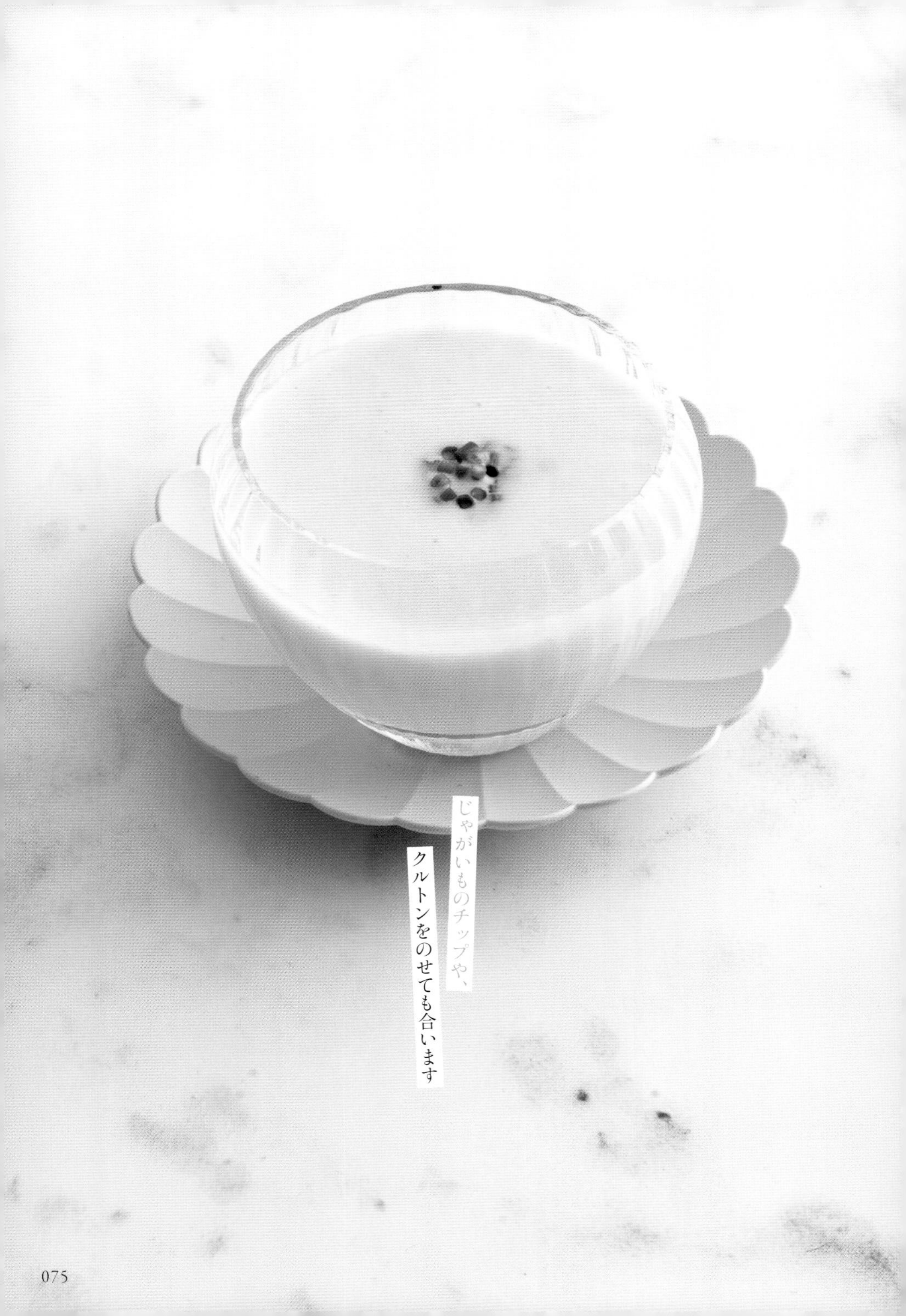

じゃがいものチップや、
クルトンをのせても合います

透き通ったブイヨンに、
野菜の彩りが美しく映えます

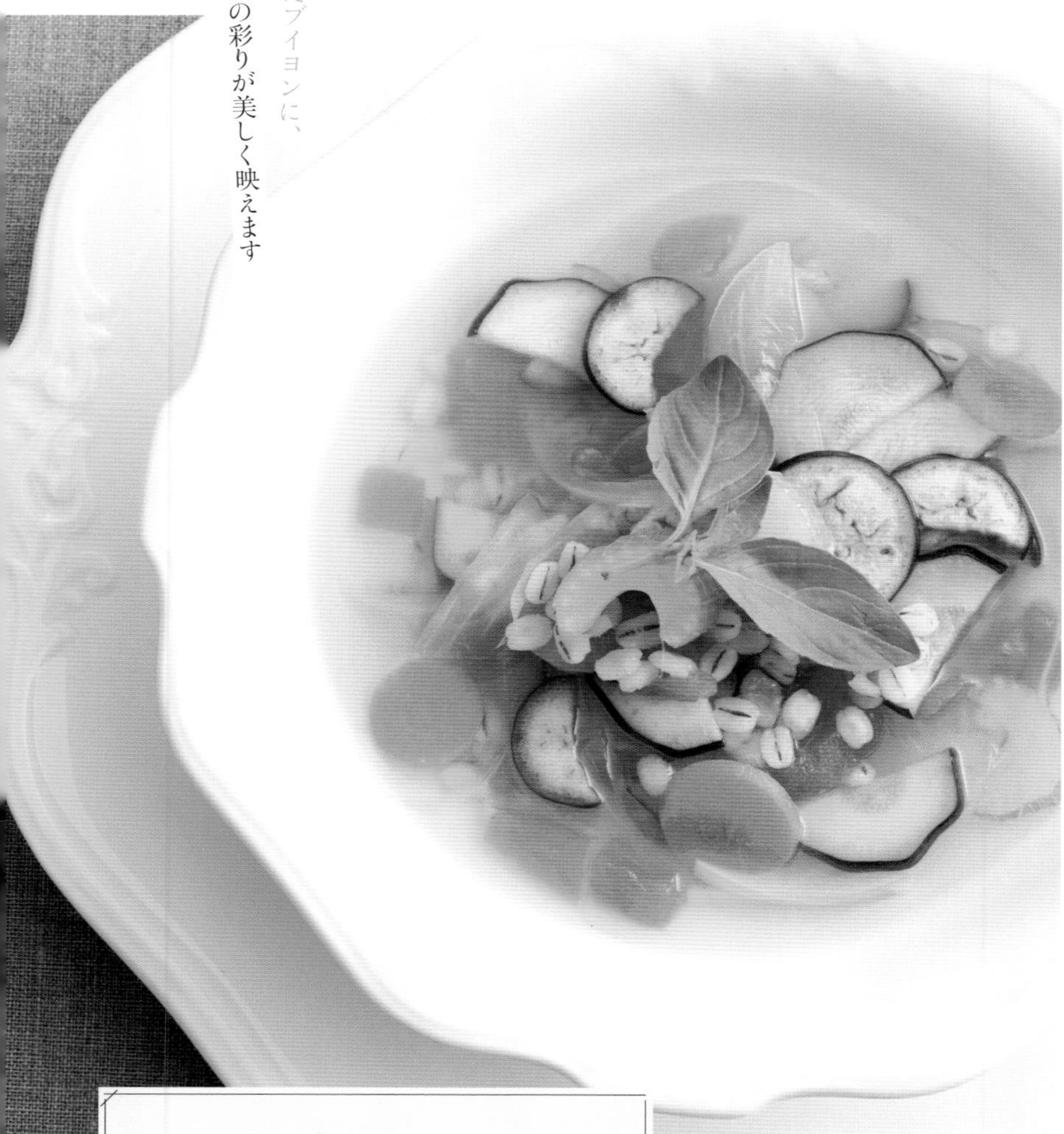

釜津田シェフ Point

魚の出汁を煮込めばフレンチで「スープ・ド・ポワソン」という美肌ブイヨンになりますし、炒めた少量のお米を美肌ブイヨンで炊けば、美肌リゾットも作れます。ここではコラーゲンたっぷりの美肌ブイヨンに、季節の野菜を入れたシンプルな一品に。

旬の野菜をたっぷりいただく

野菜と大麦のブイヨンスープ

美肌ブイヨンのアレンジスープ2つ目は、
色鮮やかな野菜を加えたやさしい一皿。
大麦は食物繊維もたっぷりです。

Ingredients

［ 材料（2人分） ］

p72の美肌ブイヨン………400ml
大麦………20g
玉ねぎ………1/8個
にんじん………1/4個
セロリ………1/4本
ズッキーニ………1/4本
なす………1/4本
トマト………1/2個
塩………少々
EXV.オリーブオイル………適量
バジル………4枚

How to

［ 作り方 ］

1 大麦は別の鍋でボイルしておく。

2 玉ねぎ、にんじん、セロリ、ズッキーニ、なすはすぐに火が入るよう薄めのスライスにする。トマトは湯むきして5mmくらいの角切りにする。

3 鍋にブイヨンを沸かし、1と2を加えて2〜3分沸かす。塩で味を調えて火をとめる。オリーブオイルとバジルの葉を加えて完成。

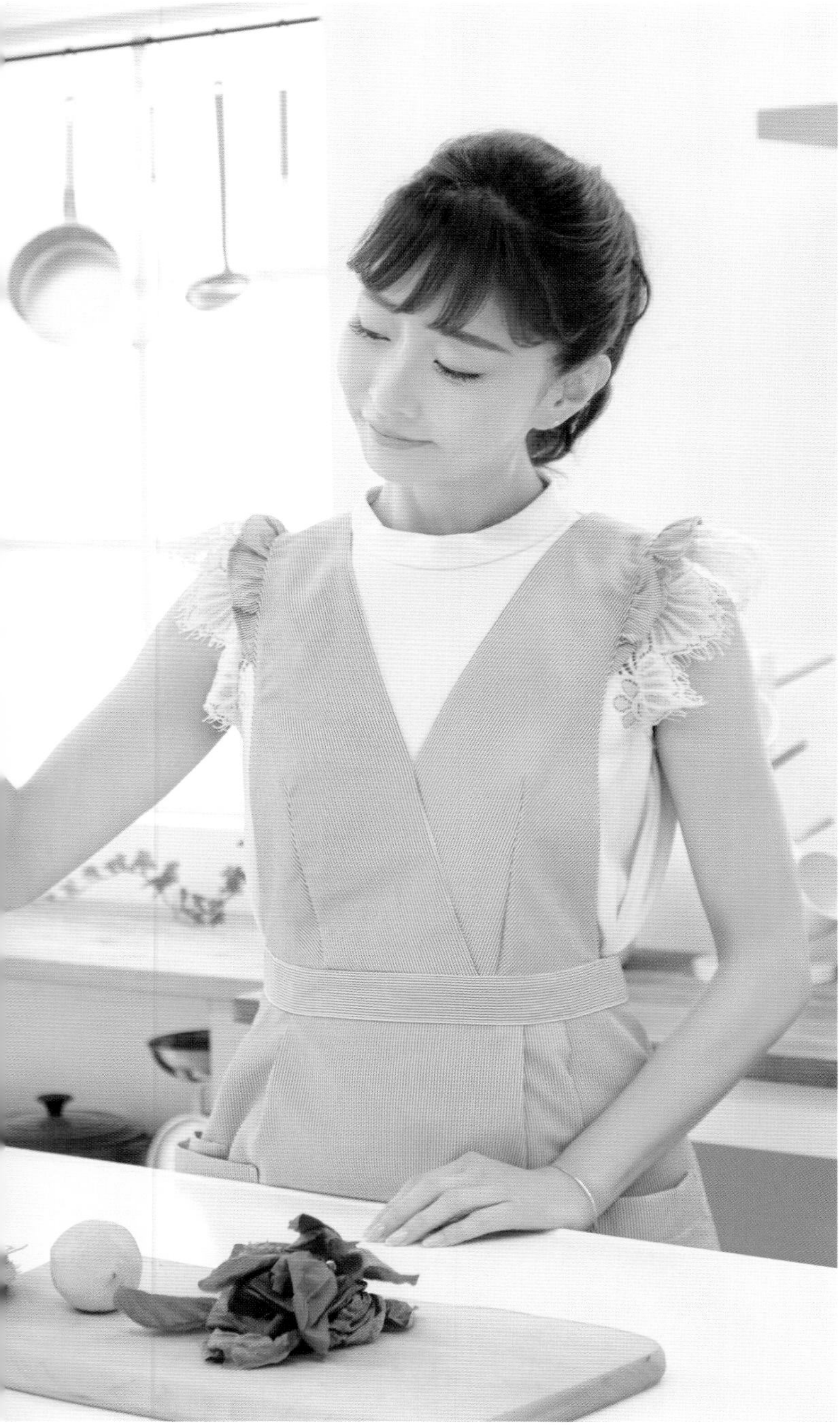

Part 4

一杯で満足 食べてキレイになるおかずスープ

家族がいれば、時にはボリューム感のあるスープも作りたい。
栄養バランスも考えて、一皿でしっかりおかずになるような、
メインディッシュになりうるスープをご紹介します。

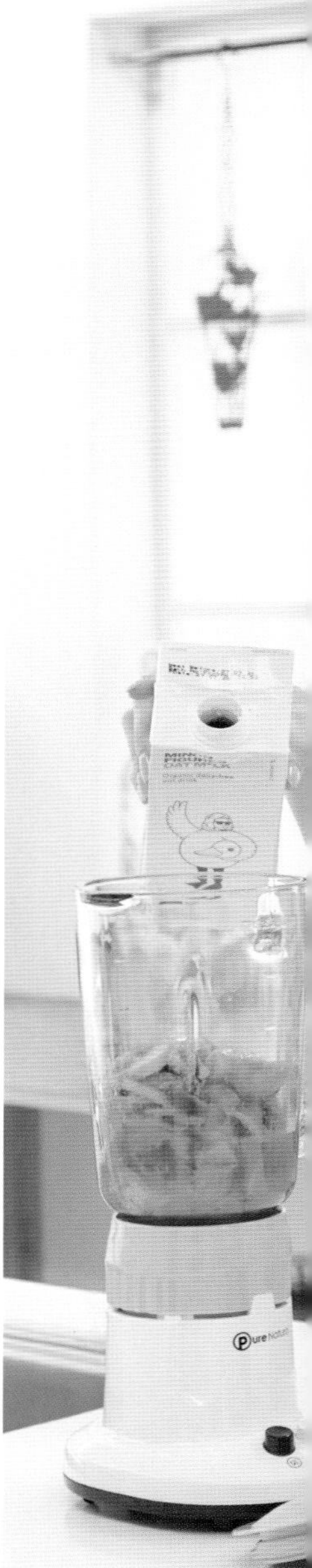

Column

具だくさんで一皿で満足感のある幸せのスープ

朝食やランチには野菜たっぷりなスープを食べることが多いですが、夕食にはしっかりと良質なたんぱく質をとりたいもの。私はできるだけ毎日お肉を食べるようにしていますが、もちろん高たんぱくな魚もスープの主役になりますし、豆類で植物性たんぱく質をとるのもヘルシーです。

夕飯が夜遅くなってしまうと、肉や魚を食べると体に脂肪がつきそうで心配な方もいるかもしれません。ですが、ダイエットを気にして食事を抜くと一時的に体重は落ちるかもしれませんが、体は飢餓状態に備えて栄養を蓄えようとするため、逆に太りやすい体質になってしまいます。そんな夜には、しっかり食べて代謝を上げるとともに、糖質をうまくカットできるような高たんぱくなスープをいただきましょう。

この章では、管理栄養士の金丸絵里加先生からアドバイスをいただき、一皿で栄養バランスも整う具だくさんなスープをご紹介します。一人で食べても家族みんなで食べても、満足いただけると思います。お米や麺などの炭水化物をとらなくても、お腹いっぱいになること間違いなしです。

牛肉 *Beef*

低糖質な肉の中でも、脂肪分の少ない赤身肉を選ぶとより高たんぱくで低カロリーに。吸収力のよいヘム鉄も豊富に含み、鉄分補給にもおすすめ。

生鮭 *Raw salmon*

赤い色素成分のアスタキサンチンが活性酸素を抑制し、アンチエイジング効果を高めてくれます。DHAやEPAも多く、それがすべて溶け出るスープでいただくと効率的です。

えび *Shrimp*

低カロリー＆高たんぱくなのが一番のポイント。ビタミン B_{12}が含まれ、貧血などの予防効果があり、アミノ酸の一種であるタウリンも含まれ、肝臓に働きかけて疲れを予防する作用があるといわれます。

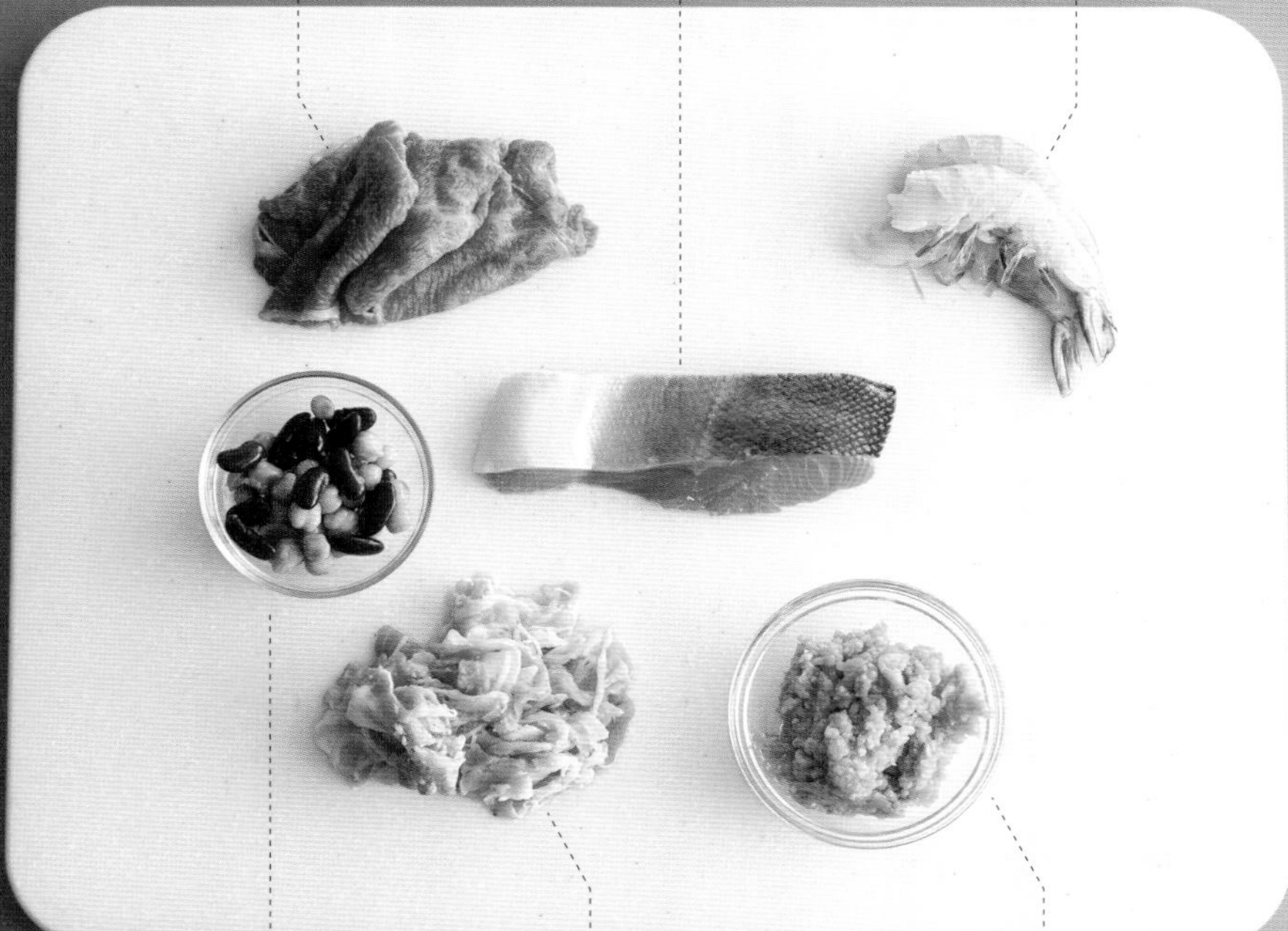

ミックスビーンズ *Mixed beans*

豆類はたんぱく質と不溶性食物繊維を多く含みます。お腹のなかでかさが増し、少量でも満足感が得られます。ビタミン B群やマグネシウム、カルシウム、亜鉛などのより良い供給源となり、健康維持にも役立ちます。

豚肉 *Pork*

カロリーが低いのはモモやヒレですが、ロースや薄切りのしゃぶしゃぶ肉だとやわらかくて食べやすいです。ビタミン B_1が非常に多いので、糖質を代謝させる効果が大きいです。

合いびき肉 *Ground beef and pork*

牛ひき肉なら鉄や亜鉛などのミネラル補給に、豚ひき肉ならビタミンB_1などの供給源に。脂身が気になる場合は、赤身のものなどを組み合わせて使うのもおすすめです。鶏ひき肉なら、胸やささみひき肉を選ぶのが○。

BEAUTY TALK 03

管理栄養士・金丸先生に聞く栄養バランスのヒント

金丸先生は、ボリューム満点なのにやせやすい体質にしてくれるレシピを多数考案されている食のプロフェッショナル。すべてに、よりヘルシーになるひと工夫がちりばめられています。アレンジのポイントを詳しくお聞きしました。

石井：今回、具だくさんで彩り鮮やかなスープのレシピをご考案いただきありがとうございます。ポイントにされた点はなんですか？

金丸：スープはどうしても単調になりやすいので、フレンチとか韓国料理、エスニックなど様々な国のお料理をもとにしてバリエーションを持たせようと思いました。

金丸：食材に広がりが出ると栄養バランスだけでなく、味に飽きないとか見た目が楽しいなどにもつながります。

石井：食材が偏らないことで栄養バランスも整いますね。

金丸：そうなんです。栄養バランスが整うとともに、エスニックやアジアンなどお料理にも視野を広げて考えるといつもの自分にない発想が生まれたりしますよ。いろいろな食材や調味料を取り入れることを常に意識しています。

石井：金丸先生のレシピは、スープだけで栄養も満腹感も得られるところがいいですよね。

金丸：ありがとうございます。一皿で栄養もお腹も満たされるように心がけています。今回も意識したのは具沢山にして、他におかずをプラスする必要がないようにという点と、健康面から糖質オフにしたり、たんぱく質が不足なく摂れるようなものを考えました。

石井：わたしが毎日作るスープも、とにかく〝満足感が高い〟ことを大切にしています。たくさんの食材を使うことは、栄養面とか美肌に効きそうなのはもちろん、食べて満足というところはとても大きなポイントですよね。

金丸：食べる気になれない、のではつまらないですよね。食欲が湧くようなスープがいいですもんね。

石井：わかります。一言でいうと、幸せを感じられるスープ。スープって幸せの象徴って感じがするんです。まずは食べたくなるようなスープ、そこが気持ち的にも満足させてくれるんじゃないかなと思います。

オイルは「酸化」を意識して、しっかり種類を選びたい

石井：調味料にも関心があるのですが、先生がよくお使いになるこだわりの調味料などはありますか？

金丸：そうですね、オイルにはこだわりがあります。炒めものなどはココナッツ

オイルも使うことも多いですね。ココナッツオイルは熱に強く、酸化しにくいので。あとは米油をよく使います。この二つの出番が多いです。ココナッツオイルは香りが気になるので、香りがないタイプがオススメすよ。あとよく使うのはMCTオイルですね。

石井：オイルの酸化を考えて使っていらっしゃるんですね。私も米油を使ったお料理をするのですが、クセがなくて使いやすいですよね。オイルの風味を活かさなくていいものは米油にしています。家では揚げ物はほとんどしないんですが、するときは米油にしています。揚がり方も重たくならないですし、オイル自体が劣化しないという点もありがたいので。

金丸：オイルは置いておくだけで酸化するものもありますからね。米油は常温保存でも比較的安心で、高温になったときも変異しにくいんです。変異した油というのは、言い換えれば酸化した油なので、できるだけ摂取は避けたいと思っています。

石井：私は、これまでMCTオイルとかココナッツオイルをあまり取り入れてこなかったんです。いろいろ調べると諸説ありますし、料理との相性も考えると限られるところもあったので。たとえばフレンチトーストを作るときに、オイルだけで甘みの風味をつけるためにココナッツオイルを使うとか……。

金丸：ココナッツオイルは意外と使えるんですよ。香りのあるものは、カレーやチリコンカンのような、スパイスが入る料理とは馴染みがいいですよ。簡単にいうとエスニック系はココナッツオイルとスパイスとの相性がいいです。甘みというか、バニラをかいでいるような甘い香りが出るので、おのずと糖分を控えられます。

石井：なるほど！　私はエスニックをいただくときは外食が多く、家ではあまり作らないんです。家族はあまり食べたがらないですし、まずはいろいろ調味料を揃えないと！　とハードルの高さを感じ

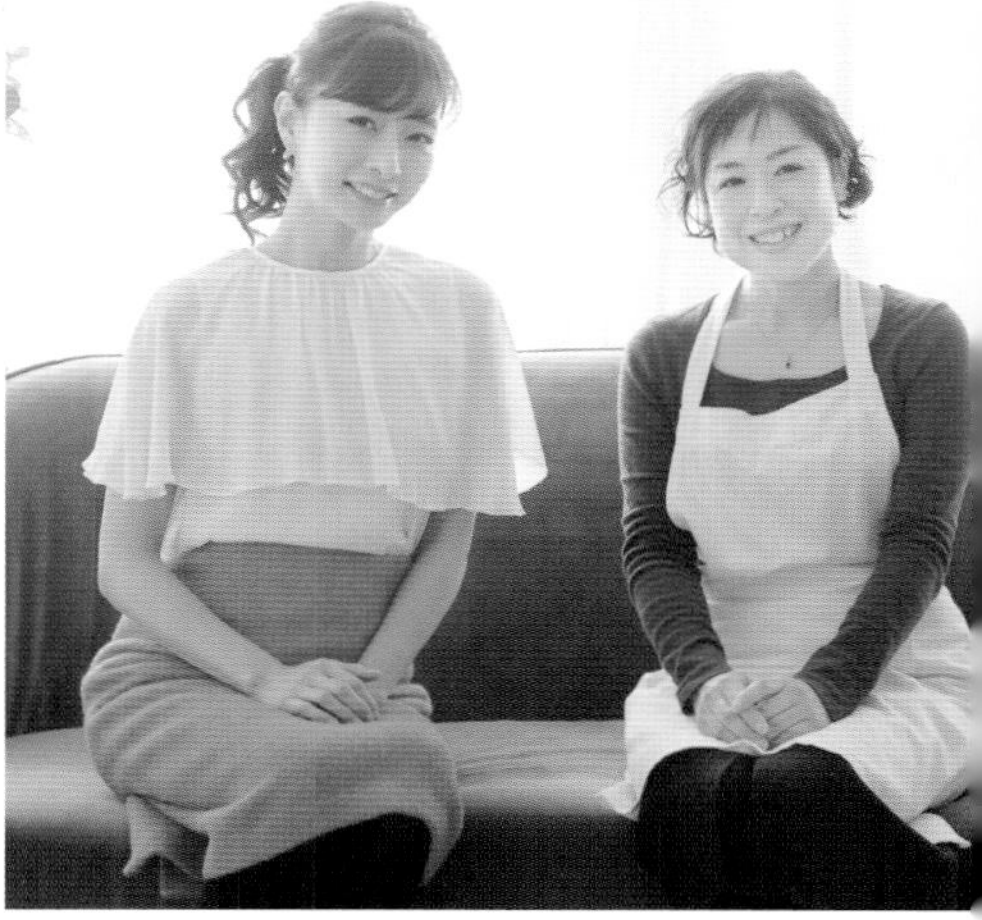

るので。それとお店で食べる料理は和食でも洋食でも中華でも、味の構成がなんとなくわかるのですが、エスニックだけはどんなもので味付けされているのか想像できないんです（笑）。

減塩・低糖質のコツは、他の調味料で味を変えること

金丸：自分が好きでも家族が苦手っていうと作らなかったりすると思います。実は私の家族は、エスニック系やカレー粉が苦手なんです。でも、クミンやナツメグ、クローブなどは大丈夫なので、鯖とか青背の魚を組み合わせたり、隠し味程度に使うとおいしく仕上がります。特にスープは、トマトベースかクリームベースのどちらかになるなど単調になりやすいこともあるので、スパイスを上手に使うと変化が楽しめますよ。

石井：家庭でエスニックという考えがなかったのですが、ちょっとしたスパイスを取り入れるところから始めるとよさそうですね。

金丸：はい、スパイスは代謝を高めてくれますし、例えばシナモンは毛細血管にいいとか、効果効能は様々です。肉の下味を揉みこむときにクローブを少し加えるとか、いつものミネストローネにちょっとだけシナモンを加えてみると、料理がさらに楽しくなると思います。

石井：クローブパウダーですか……家にないです（笑）。

金丸：クローブパウダーは肉の臭みを抑えて爽やかにしてくれるんです。香りの作用で塩を少し減らすことができますよ。

石井：そうなんですね、そうすると塩を多用しなくていいですよね。減塩につながります！

金丸：あとは粒マスタードも大好きで。スープだけでなく、いろいろな料理に多用します。味のアクセントになるんですよ！

石井：粒マスタードですか？　ソーセージ食べるときにしか使わないイメージです。

金丸：スープに入れたり、炒め物、和え物などに使えるんです。マヨネーズの代わりにヨーグルトと粒マスタードにするとカロリーオフになりながら、コクと旨味は損なわれないなど汎用性があるんです。

石井：以前、先生のレシピにあった料理で、さつまいもをゆでてヨーグルトと粒マスタードを混ぜて作ったことがあります！　マヨネーズみたいな酸味が出て、かつヘルシーなんですよね。

金丸：ありがとうございます。粒マスタードは自分で作ることもできますよ。マスタードシードとブラウンマスタードシードを、塩と酢、砂糖を混ぜて漬けるんです。白バルサミコなどを入れて寝かすだけで、意外と簡単。市販品と自分で作ったものを混ぜると、深みが出ておいしいんです。

石井：粒マスタード、作れるんですね！

金丸：牛肉のスープに入れたり、お魚とも相性が良いので煮魚に加えてみたり、もちろんカルパッチョにも。そのほか炒

め物にも使えます。大さじ1ぐらいを加えて、味の調整をしてみてください。

石井：ベースの味は何がいいですか？

金丸：ベースは塩こしょうがオススメです。それと粒マスタードだけ。旨みと酸味とコクが出るので味が決まる、お好みでちょっと醤油を入れて微調整してもおいしいです。

石井：スープってベースをトマトにしてもミルクにしても、基本は塩こしょうになりますよね。味がまとまらないとつい最後に塩を足してしまいがちなので、特に外食でスープを飲み切ると塩をたくさんとった気になってしまうんです。どんなに体を温めて、カロリーを抑えられても、塩分過多な感じは避けたいところ。塩に代わってアクセントになるものを入れるだけで、塩分を減らせるということですね。

毎日のことだから、考えすぎないことも大事

石井：積極的に摂るようにしている食材などはありますか？

金丸：たんぱく源となる食材と野菜を意識して摂るようにしています。野菜は朝昼晩で種類が被らないように。あとは肉と魚と豆と卵をたんぱく源と考えて、例えば朝に卵を食べたら、昼は肉、夜は魚と、たんぱく源も変えるようにしています。一週間に一度は青背の魚を入れたり、レバーとか赤身の肉で鉄分を摂るようにするとか……。

石井：ダイエットなどで偏った食事は良くないですよね。考えすぎてストイックになっていくより、幸せになれるものをバランスよく自然に摂ったほうがいいですよね。

金丸：そうなんです、種類を知ってバランスよく摂ることは大事ですが、「考えすぎない」っていう本能的な感覚も大事ですよね。なので和食、フレンチ、エスニックといろいろな種類をベースに考えれば食材も味も変化が出て、自然に多くの種類を摂れると思います。余分なものの排出力や、逆に必要な栄養素の吸収など、まだまだ解明されてないこともあるようですし、今できることとして、基本的なのですが、まずは栄養をしっかり摂って排出できる体作りが大事です。

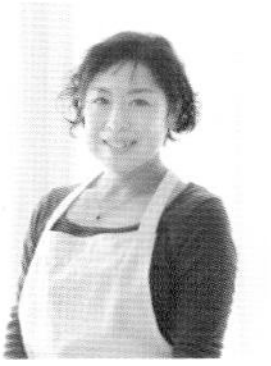

Profile

金丸絵里加（かなまる・えりか）

料理研究家、管理栄養士。食を通じて健康になることをモットーに、ヘルシーな家ごはんやおつまみレシピを数多く提案する。監修書籍は50点以上、雑誌・TVなどのメディアや施設へのレシピ提供・栄養指導などでも活躍する健康食のエキスパート。

デトックスしたい日に

豚しゃぶのレモンペッパースープ

スナップエンドウの食感とシャキシャキのレタスが爽やかな一皿。
たっぷりの具材が、お腹を満たしてくれます。

Ingredients

［ 材料(2人分) ］

豚ロースしゃぶしゃぶ肉……120g
レタス……4〜5枚
紫玉ねぎ……1/4個
スナップエンドウ……6本
白ワイン……大さじ2
レモン(無農薬・輪切り)……3〜4枚
レモン汁……大さじ1
鶏がらスープの素(顆粒)……小さじ2
水……500ml
塩……小さじ1/4
黒こしょう……小さじ1/2
EXV.オリーブオイル……適量(MCTオイルや亜麻仁油などでも)

How to

［ 作り方 ］

1. レタスはひと口大にちぎり、紫玉ねぎは薄切りにする。スナップエンドウは筋をとる。
2. 鍋に紫玉ねぎとレタス、スナップエンドウを敷きつめ、その上に豚肉を広げのせ、白ワインを回しかける。鶏がらスープと水を混ぜ合わせて入れ、蓋をして強火にかける。
3. 煮立ったら、アクを取りレモン汁を加える。薄切りにしたレモンも加えてさっと混ぜ合わせ、塩を加えて味を調える。
4. 器に盛り、黒こしょうをふり、お好みでオリーブオイルをたらす。

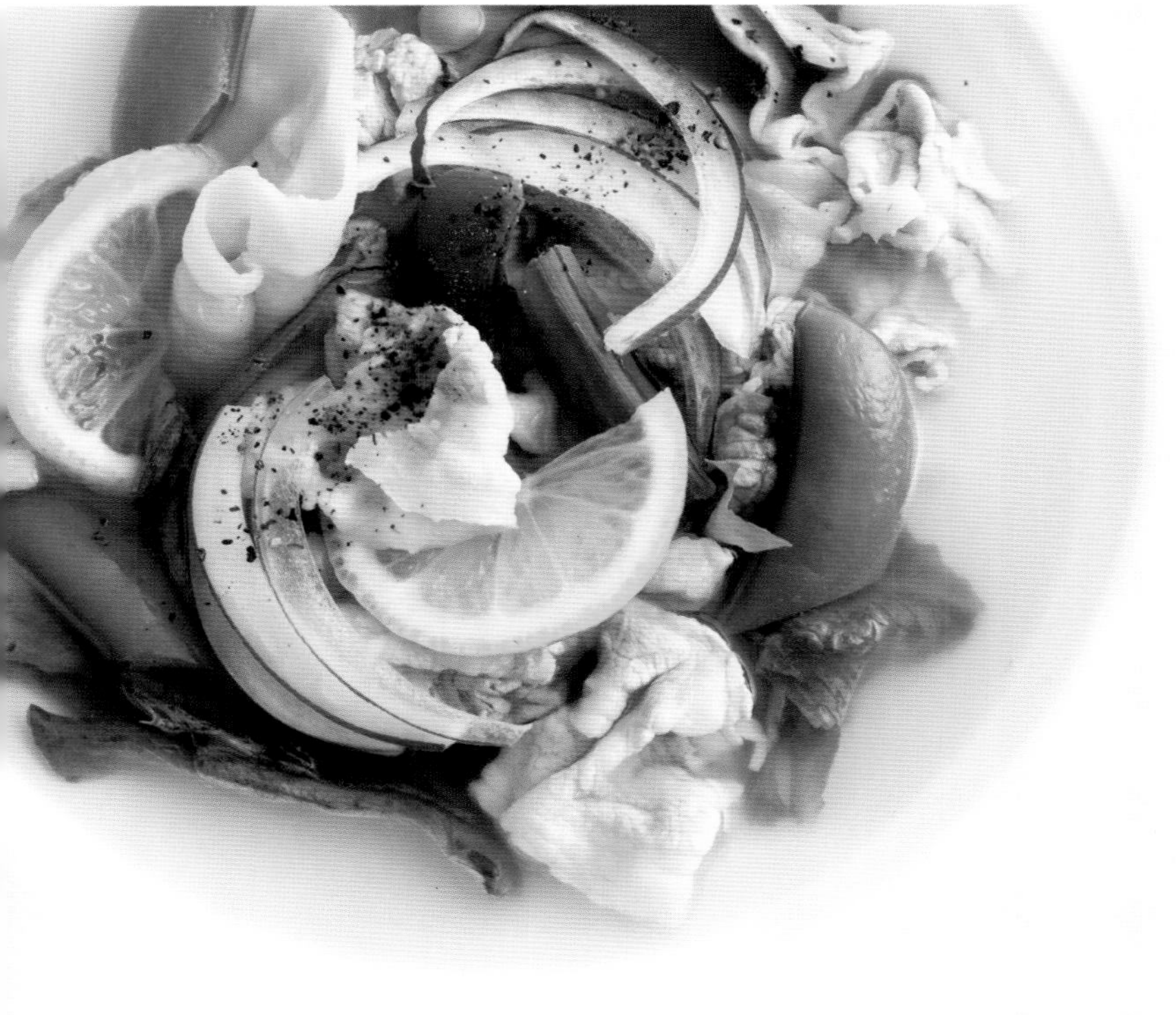

こしょうをぴりっと効かせ、
さっぱりとレモンで仕上げます

金丸先生 Point

豚肉はたんぱく質・ビタミン B_1・ミネラルが豊富に含まれており、疲労回復、基礎代謝の良化が期待できます。スナップエンドウには葉酸やビタミンCなどが多く含まれ、レモンと共に美肌や美白効果を高めてくれます。さわやかな酸味で肉や玉ねぎの臭みが軽減され、さっぱりといただけます。

甘酒、みそのWの発酵食品の力で

病気を寄せつけない体に

金丸先生 *Point*

鮭には抗酸化作用のあるアスタキサンチンが豊富に含まれるため、アンチエイジングにも期待大です。まいたけやマッシュルームなどのきのこ類は水溶性食物繊維を含むうえに、みそ、甘酒の発酵食品も加わり、腸からキレイになれる一品です。

「飲む点滴」甘酒を使って

鮭の甘酒みそスープ

鮭を使ったアンチエイジングみそ汁。
“発酵”の力が腸内環境を整え、
やせやすい体にしてくれます。

Ingredients

［ 材料（2人分） ］

生鮭（切り身）……2切れ
かぶ……2個
まいたけ……1パック
ごま油……大さじ1/2
出汁……400ml
甘酒……100ml
かぶの葉（やわらかい部分）……2個分
みそ……大さじ2
七味唐辛子……適量

How to

［ 作り方 ］

1. 鮭をキッチンペーパーに挟んで余分な水気をしっかり取り、一口大のそぎ切りにする。

2. かぶは皮をむいて6〜8等分のくし形に切り、葉は細かく刻む。まいたけは粗くほぐす。

3. 鍋にごま油を熱し、かぶを並べ入れて焼き目をつけたら、端に寄せて鮭を入れ、両面をさっと焼く。

4. 出汁を注ぎ入れてまいたけを加え、煮立ったら蓋をして弱火で約5分煮る。みそを溶き入れ、甘酒を加え、かぶの葉を加えてひと煮して器に盛る。好みで七味唐辛子をふる。

スパイス類で代謝アップ

ビーツinチリコンカンスープ

女性ホルモンによいビーツを主役に、ヘルシーな大豆で
たんぱく質がたっぷり摂れます。

Ingredients
［ 材料(2人分) ］

合いびき肉……80g
ミックスビーンズ……120g
ビーツ(ゆでたもの)……80g
ブロッコリー……1/4個
玉ねぎ……1/4個
にんにく(みじん切り)
……1/2かけ
EXV.オリーブオイル
……大さじ1/2
クミン……小さじ1/2
カレー粉……小さじ1
砂糖……小さじ1
トマト水煮缶……100g
トマトケチャップ……大さじ1
ウスターソース……小さじ2
塩・こしょう……少々

How to
［ 作り方 ］

1 玉ねぎは粗いみじん切りに、ビーツは7〜8mm角に切る。
ブロッコリーは小房にわけて、さらに半分に切る。

2 フライパンにオリーブオイルとクミン、玉ねぎ、にんにくを
入れて炒め、香りが立ったらひき肉を加える。
砂糖と塩、カレー粉をふり入れて、肉の色が変わるまで炒める。

3 水を300ml加えて煮立ったら、
ミックスビーンズとトマト水煮、ケチャップ、ウスターソースを
加えて蓋をして3〜4分ほど煮込み、
ビーツとブロッコリーを加えて時々かき混ぜながら
さらに火が通るまで2〜3分煮る。

4 最後に塩・こしょうで味を調える。

食べごたえ満点で
たんぱく質がバランスよく摂れます

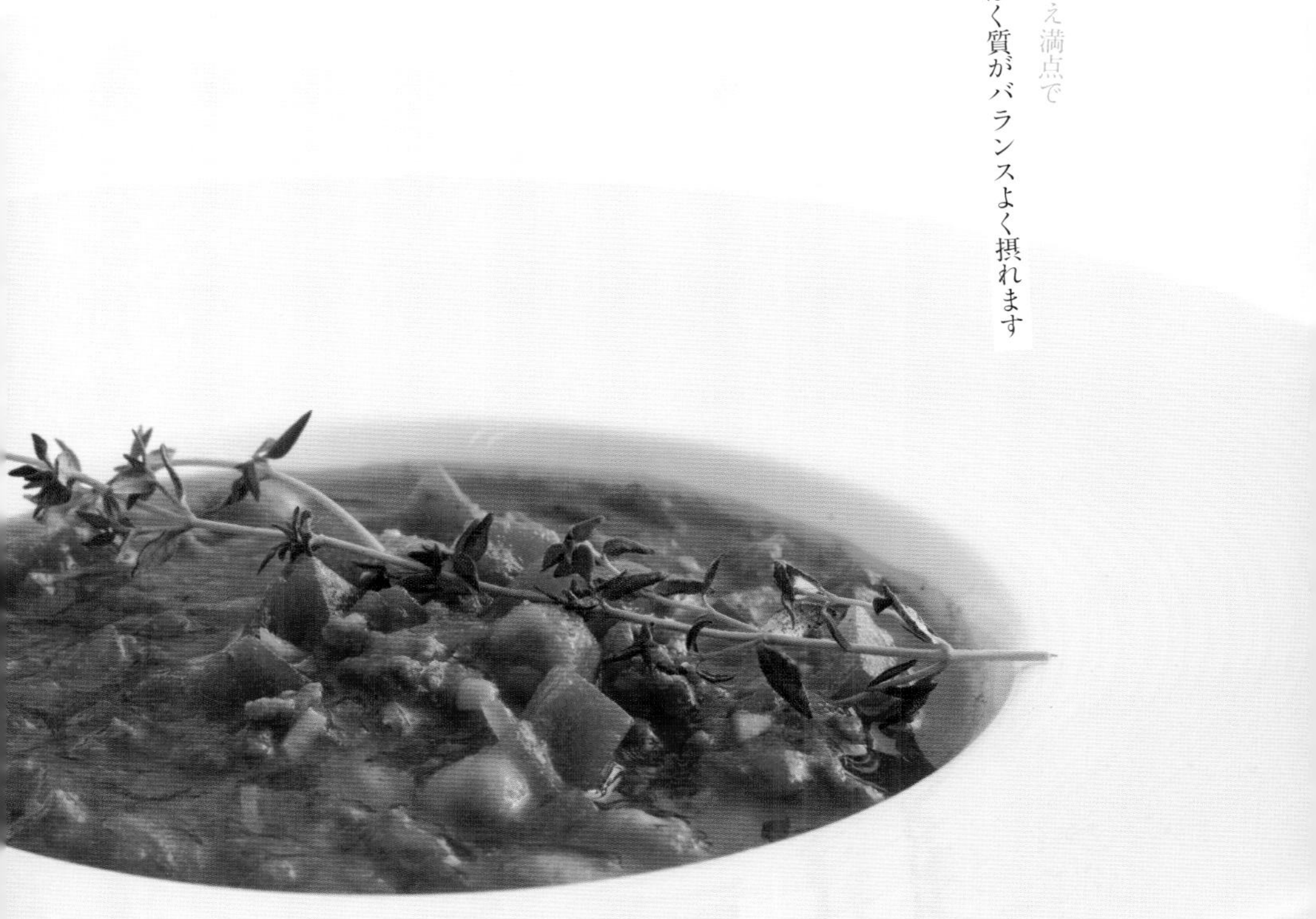

金丸先生 Point

ビーツは女性ホルモンのバランスを整え、抗酸化作用の成分も多く含まれています。美肌効果が期待されるトマトのリコピンは、加熱すると吸収がよくなります。動物性たんぱく質と植物性たんぱく質がバランスよく摂れるスープです。

牛肉のうま味が
やさしく染みわたります

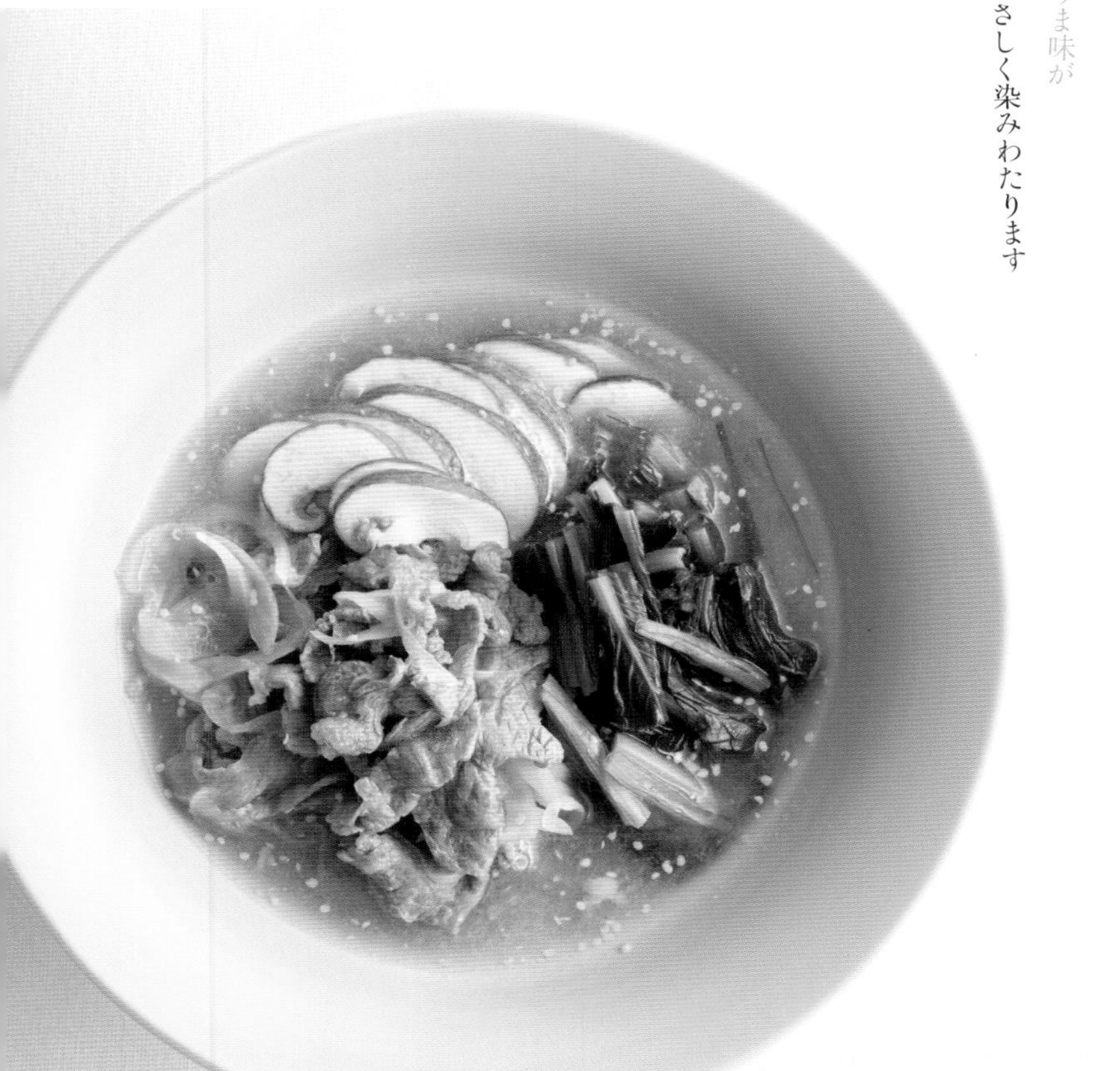

金丸先生Point

小松菜などの青菜はカルシウムやβカロテン、鉄を多く含みます。きのこ類は水溶性食物繊維と、ビタミンB群のひとつで美肌に作用するナイアシンも含みます。

鉄分たっぷり

牛肉と小松菜の粒マスタードスープ

鉄分やカルシウムを含む小松菜が
血のめぐりを良くしてくれ、
高たんぱくな牛肉もさっぱりと食べられます。

Ingredients

［ 材料(2人分) ］

牛切り落とし肉……150g
しょうゆ・みりん・片栗粉……各小さじ1
玉ねぎ……1/4個
マッシュルーム(ブラウン)……6個
小松菜……1/2束
粒マスタード……大さじ1·1/2
コンソメスープの素……小さじ1
オリーブオイル……大さじ1/2
水……500ml
塩・こしょう……各少々

How to

［ 作り方 ］

1. 牛肉は細めに切り、醤油、みりん、片栗粉をもみこんでおく。玉ねぎは薄切り、マッシュルームも薄切りにし、小松菜は3cmに切る。

2. 鍋にオリーブオイルを中火で熱して、玉ねぎを炒める。玉ねぎがしんなりしてきたら、牛肉と粒マスタードを加え、肉の色が変わるまで炒める。

3. 水とコンソメスープの素、マッシュルームを加え、強火にし、煮立ったら弱めの中火にしてアクをとり、小松菜を加えて3〜4分煮る。塩・こしょうで味を調える。

ココナッツミルクで自然な甘さに

えびとオクラとパプリカの
ラクサ風スープ

東南アジア風に仕上げて、
いつもの食材が新しいスープに。

Ingredients

［材料（2人前）］

えび（殻付き）……8〜10尾
玉ねぎ……1/4個
しめじ……1/2パック
オクラ……4本
赤パプリカ……1/3個
ごま油……大さじ1/2
生姜（みじん切り）……1/2かけ
おろしにんにく……小さじ1
水……250ml
ココナッツミルク……300ml
パクチー……1枚
お好みでレモン……適量
＜A＞
砂糖……大さじ1/2
赤唐辛子（輪切り）……1/2本分
カレー粉……大さじ1
レモン汁……小さじ1
ナンプラー……小さじ2〜3

How to

［作り方］

1. 玉ねぎとパプリカを薄切りにし、しめじは小房にほぐす。オクラはガクをくるりとむいて斜め半分に切る。えびは尾を残して殻をむき、背ワタを取る。

2. 鍋にごま油と生姜、にんにくを入れて弱火で炒め、香りが立ったらえびを並べ入れてさっと焼き、いったん取り出す。〈A〉の材料としめじを入れてさらに炒め、全体になじんだら水を加える。沸騰したら時々かき混ぜながら5〜6分煮る。

3. ココナッツミルクとパプリカとオクラを加えて混ぜ、弱めの中火でさらに5分ほど煮る。器に盛り、パクチーの葉をのせ、好みでレモンを添え、食べるときに追加でレモン汁を絞り入れる。

金丸先生Point

オクラのねばねば成分には疲労回復効果があり、水溶性食物繊維が血糖値を上げにくくし、腸内環境を整えてくれます。ビタミンEを含むパプリカは抗酸化作用・血流を促す作用もあり美容におすすめ。脂肪酸が含まれるココナッツミルクはやせやすい腸をつくってくれ、良質な油分がとれるので、肌ツヤ・ハリも出ます。

おうちで簡単エスニック

甘辛でクセになるおいしさです

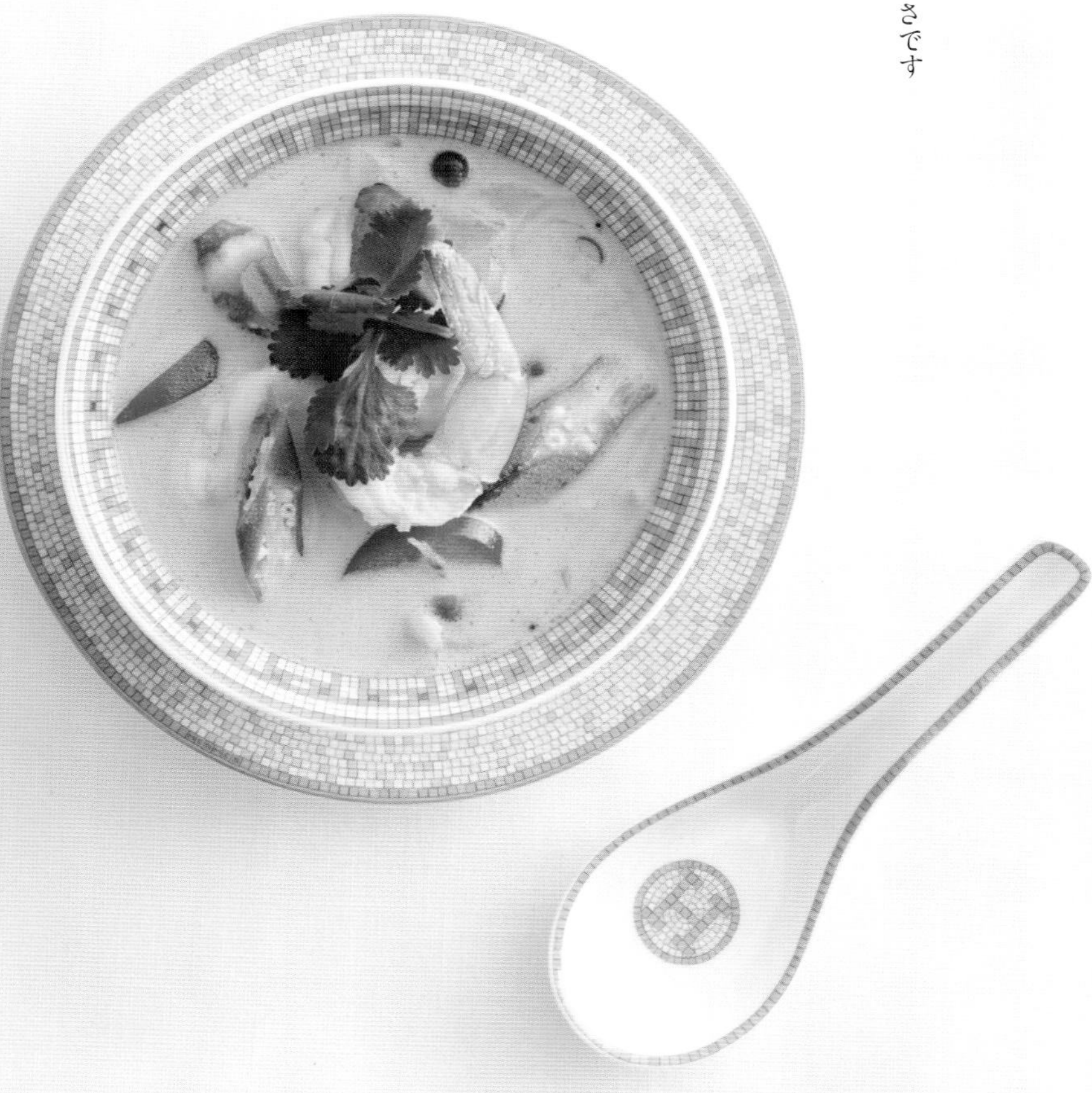

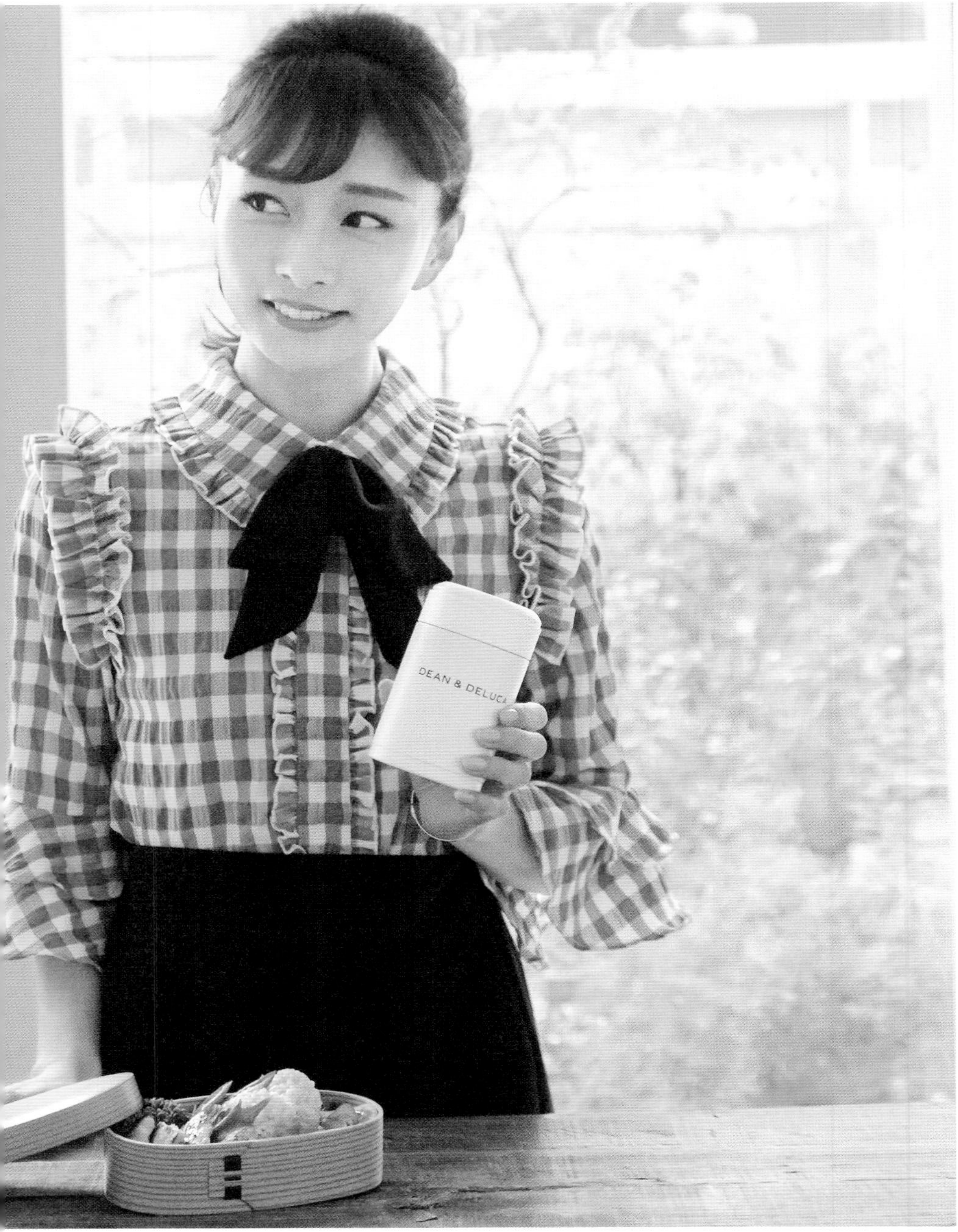
DEAN & DELUCA

Part 5

毎日
スープ生活を
続けるヒント

サロンワークの日は、お客様と会話しながら、
お肌の状態を見つつ施術します。
そのため、手だけでなく頭も常にフル回転。
空腹では力が出ませんし、ある程度の糖分も必要です。
そんなときには、「スープのお供」が心強い味方。
また、お気に入りのアイテムがあるから、
楽しく続けることができています。
この章では、そうした私のスープ習慣のヒントを
お伝えできればと思います。

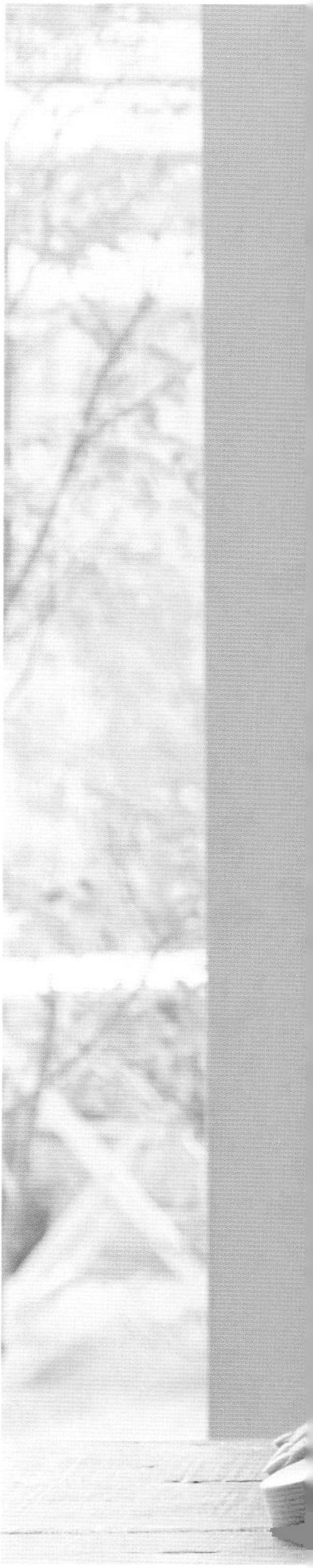

毎日スープ生活を
続けるヒント

01

冷蔵庫に必ずストックしておくものを決める

きっと誰しも、常に冷蔵庫にストックしているものがあるのではないでしょうか。私の場合は、キムチです。

韓国が好きでよく訪れていたのですが、何日か現地で食事をしていると、不思議と体の調子が良くなるのです。きっと、毎食のように出てくるキムチが良いのでは……？と思ったのがきっかけで、以来、すっかりキムチ好きになりました。キムチのおいしい作り方について、現地の方を質問攻めにしたことがあるぐらいです(笑)。

25ページでご紹介したキムチスープは、日頃からよく作っているスープのひとつ。発酵食品だから免疫が高まるという点はポイントが高く、そのまま食べてもおいしいですが、ごま油で炒めて豆乳を入れて、コクのあるスープにすると立派な一品に。ごま油で炒めると酸味も辛みも飛んでまろやかになります。

スープ作りに重い腰が上がらない、という方は、まずはこういう冷蔵庫にあるもので、手軽で栄養面もおいしさもクリアできる簡単スープから、始めてみてはどうでしょうか。自分自身で色々とアレンジを加えていくと楽しいと思います。

毎日スープ生活を
続けるヒント

02

ちょっぴりオシャレな「仕上げ」を加える

バジルやローズマリーといったハーブや生姜、にんにく、青ねぎなどの薬味も冷蔵庫に常備しています。スープの仕上げにプラスすることで、爽やかな風味が加わります。彩りを添えることで見た目がワンランクアップし、疲れてヘトヘトな夜でも、自分のために用意したものという気持ちが上がります。そうしたアクセントづけも、私にとってスープ生活を続ける大切なポイントです。

そして、こだわっているのがスープを食べるときの器。ポタージュにはカップサイズの小ぶりなものにソーサーを添えますし、寒い季節に食べるボリュームのあるスープは、お鍋ごと食卓に出して家族で取り分けていただきます。逆に、食欲のない夏に食べたい冷たいスープは、涼しげなガラスの器に盛りたいもの。スープならなんでも深皿に盛って終わり、というのは、簡単ですが少し味気ないと思うのです。

もともと器好きで、和食器・洋食器を問わず、普段からお料理に合わせた食器をいろいろ集めています。スープに限らず、なんでもいいやと適当に盛り付けないで、お気に入りの器でほんの少しご馳走感を出すよう一工夫しています。

好きな器を使うことで、目も喜び、スープが格上げされて、体にいいものを摂ったという満足感が高まりますよ。

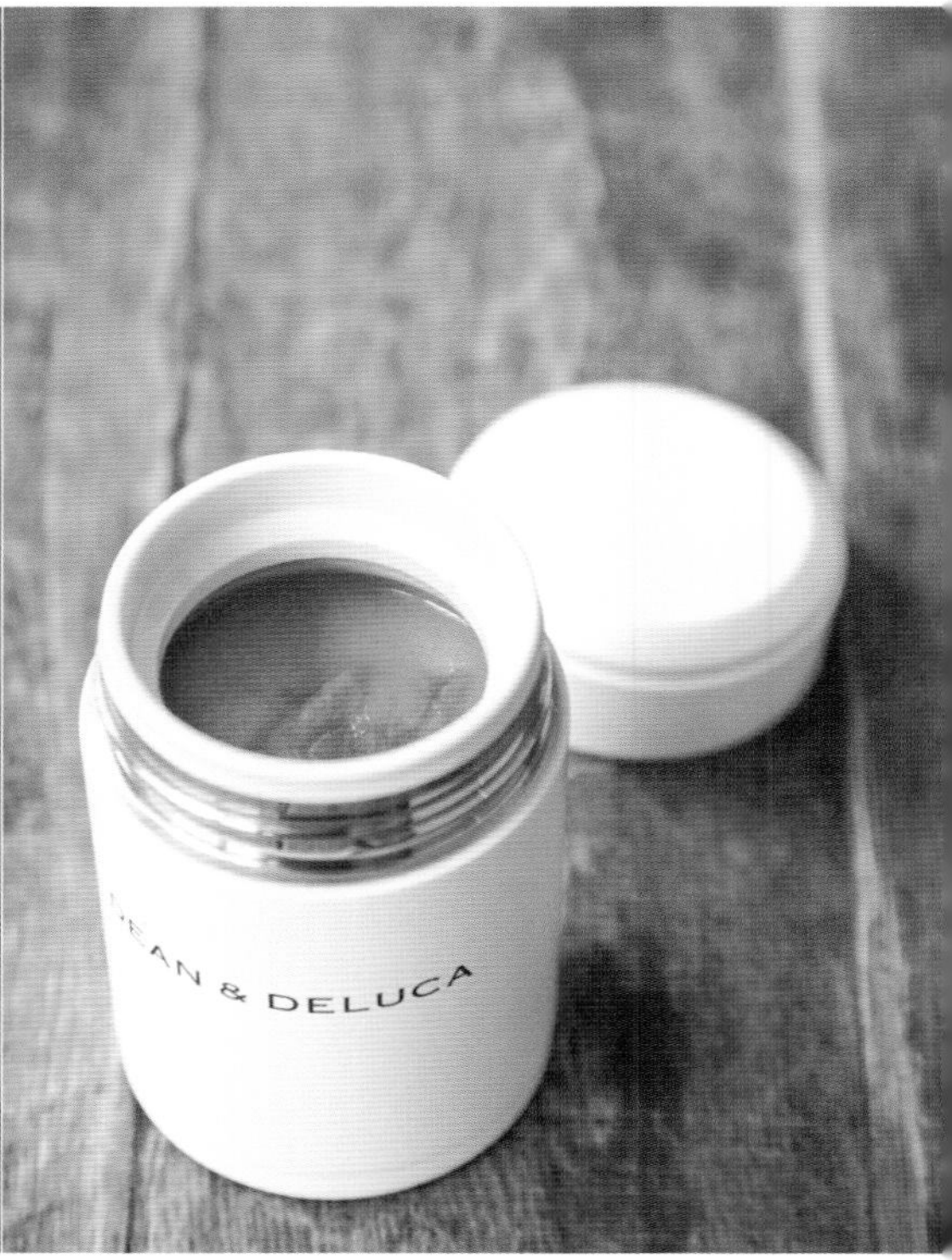

毎日スープ生活を
続けるヒント

03

スープジャーが大活躍

持ち運びに便利なスープジャーは、温かいスープを飲みたいときにパッと飲めるので重宝しています。仕事の合間はもちろん、撮影現場に持っていくこともよくあります。撮影スタジオは寒いことも多く、冷えるので、汁物で体を温めると、気持ちまで落ち着きます。保温のコツは、あらかじめジャーに熱湯を入れて温めておいてからスープを入れること。このひと手間があると出先でもおいしいスープがいただけます。

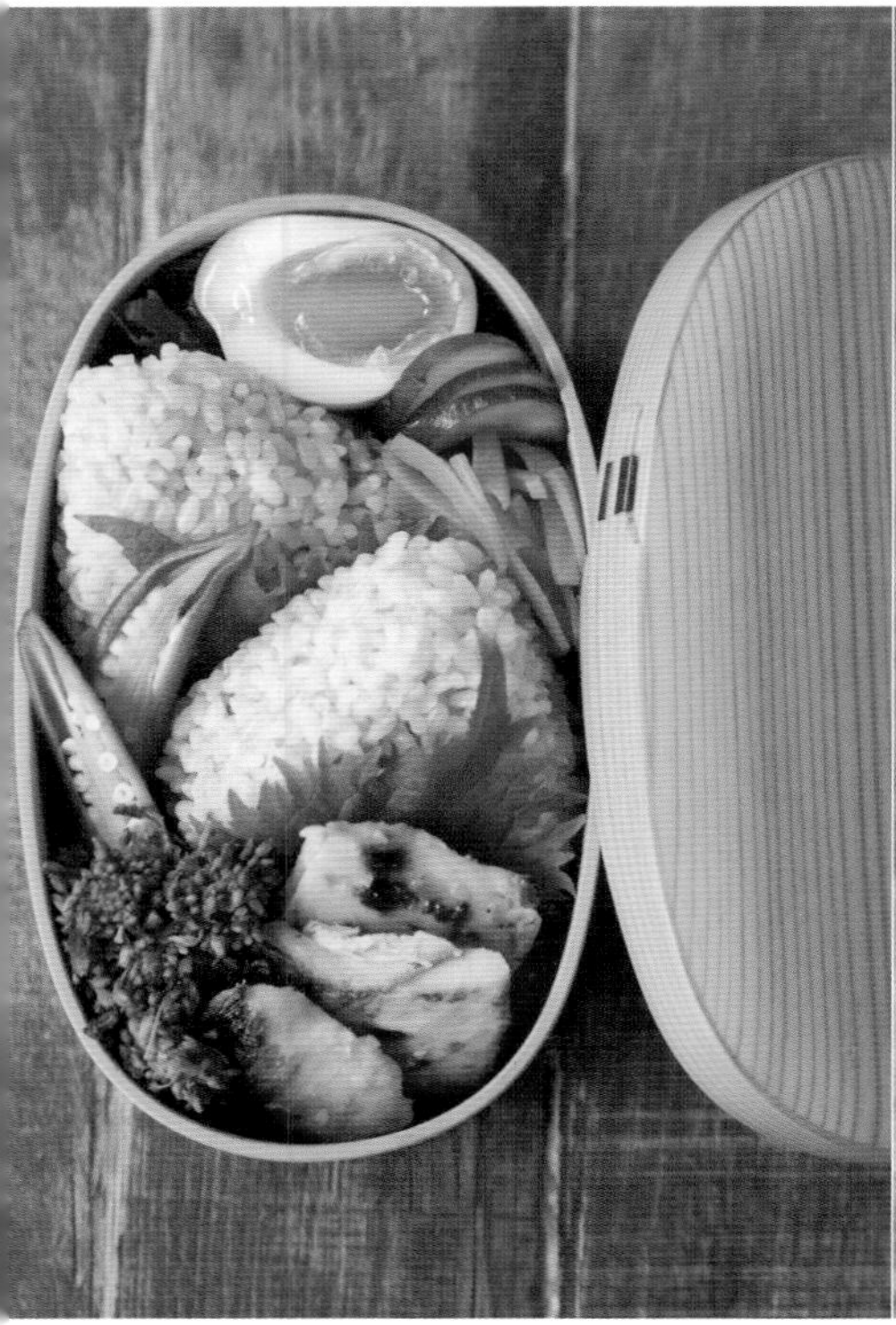

毎日スープ生活を
続けるヒント

04

おにぎりは「寝かせ玄米」で

20代の頃から玄米生活を続けていますが、最近は寝かせ玄米専用の炊飯器で炊いています。炊いてから3～4日保温することで発酵が進み、旨味成分や食物繊維、ビタミンが増します。便秘解消や生活習慣病予防にもよく、白米よりも血糖値の上昇がゆるやか。ちりめん山椒も、お気に入りの具材のひとつです。お弁当箱は、余計な水分を吸収して時間が経ってもおにぎりがベチャッとならないので、曲げわっぱのものを愛用しています。

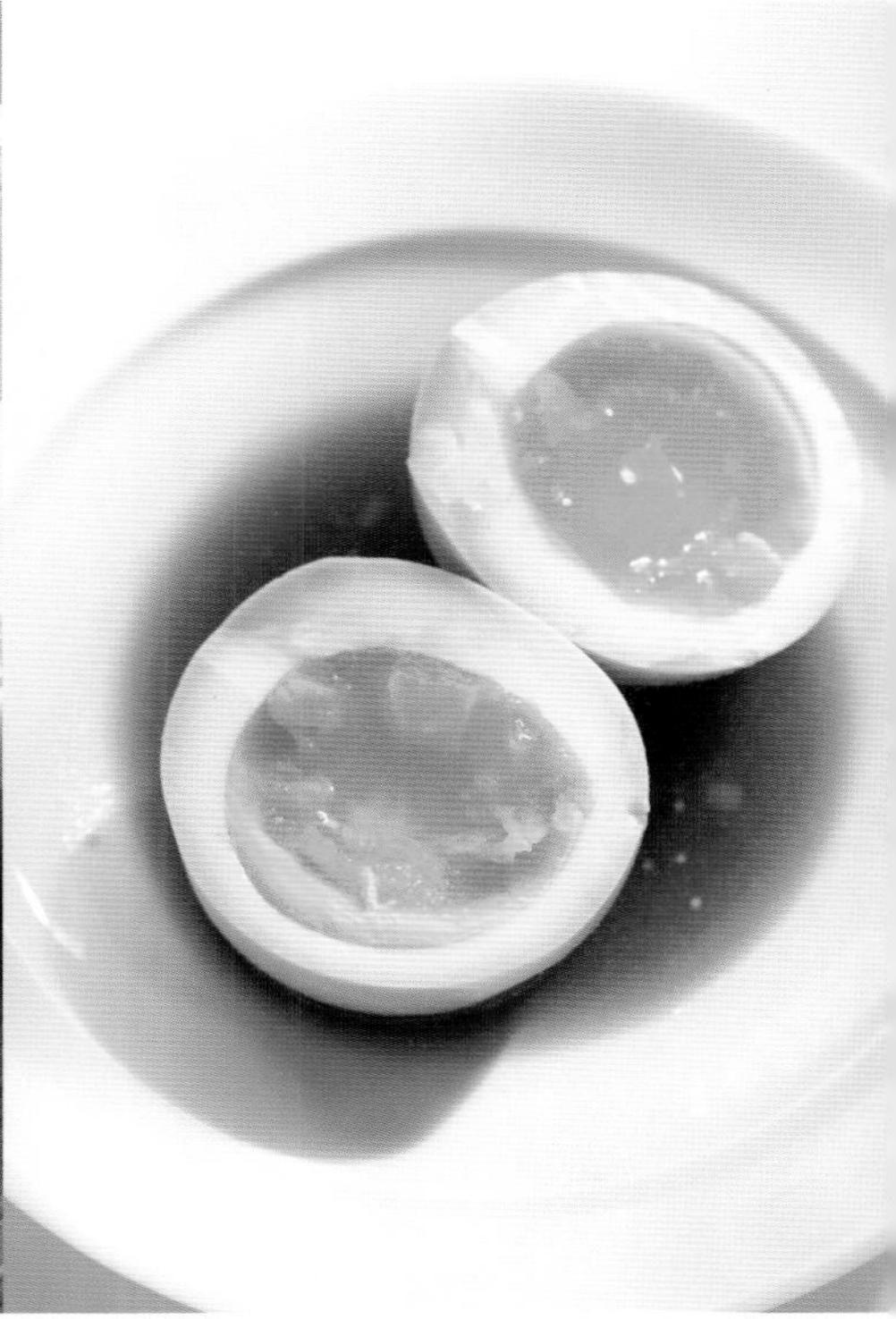

毎日スープ生活を
続けるヒント

05

小腹がすいたら とにかく「煮卵」

とにかくうちの冷蔵庫には、煮卵をストックして切らしません。スープだけでは物足りないときの付け合わせにできますし、おにぎりを食べる前にゆで卵を1つ食べるだけで、血糖値の急激な上昇を抑えられます。たんぱく質確保のためにも、小腹がすいたときにおやつ代わりに食べています。沸騰したお湯で6分40秒。これがずっと変わらない、ちょうどいい半熟加減のコツです。

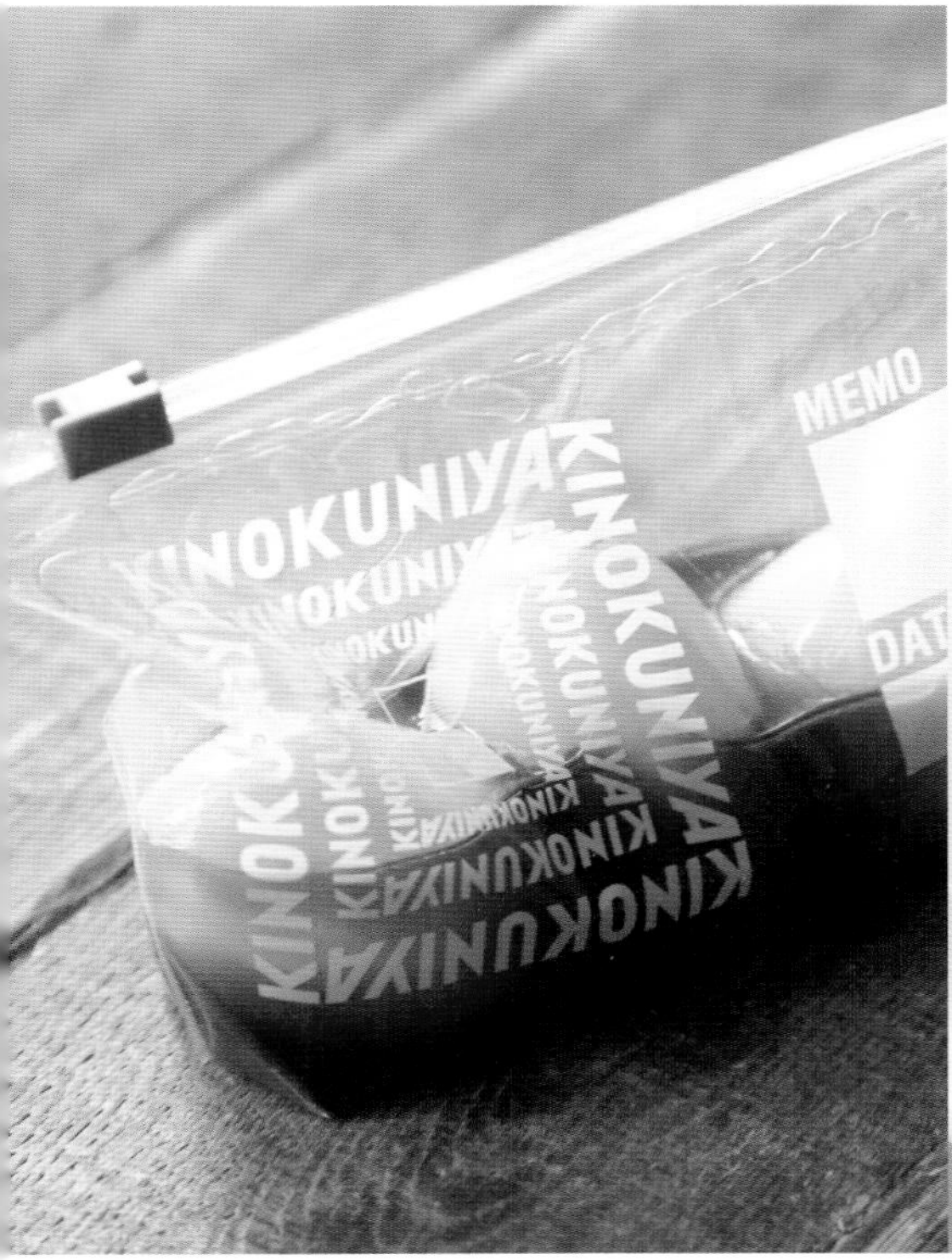

毎日スープ生活を
続けるヒント

06

紀ノ国屋のマチ付き ジッパーバッグを重宝

紀ノ国屋のスライド付きジッパーバッグを重宝しています。マチがあるので、小ぶりなMサイズでも卵が4〜5個入ります。私はいつも、しょうゆ、みりん、酒、砂糖を各大さじ2、オイスターソース小さじ2を一度沸かした煮汁と、卵4〜5個をこのジッパーバッグに入れてストック。冷蔵庫で一晩おけば完成です。時々オイスターソースの代わりにスモーク醤油を使ったりして、味のバリエーションをつけると全然飽きないんです。

毎日スープ生活を続けるヒント

07

体の中から美肌をつくる、お役立ち調味料

食べてキレイになるスープにするためには、調味料の質にもこだわりたいもの。全ては難しくても、できるだけ添加物を使っていない、ピュアなものを選ぶようにしています。ここでは私が愛用しているアイテムをいくつかご紹介します。

※価格はすべて税込みです。商品の詳細については１１１ページをご覧ください。

忙しい中で、毎日一から出汁をとるのは難しいかもしれませんね。でも、無添加の出汁やコンソメを使うなど、スーパーで買えるものからできるだけ体にいいものに変えていくだけでも、積み重ねれば体と肌にも違いが出てくると思います。

私自身、少し高くても、自分が納得して使える質のよいものを常備するようになりました。シンプルなスープではとくに、塩やオイルにこだわっています。

素材の旨味が十分に活かされているものはそれだけでおいしく、化学調味料も保存料も使われていないものがたくさんあります。毎日のことだから、そうした商品を選びたいもの。といっても、使用頻度の少ない珍しい調味料まで揃える必要はありません。「さしすせそ」の基本調味料だけでもいいと思います。また、お料理の糖質を抑えたり、カロリーをカットするための代替食材もうまく組み合せるようにしています。

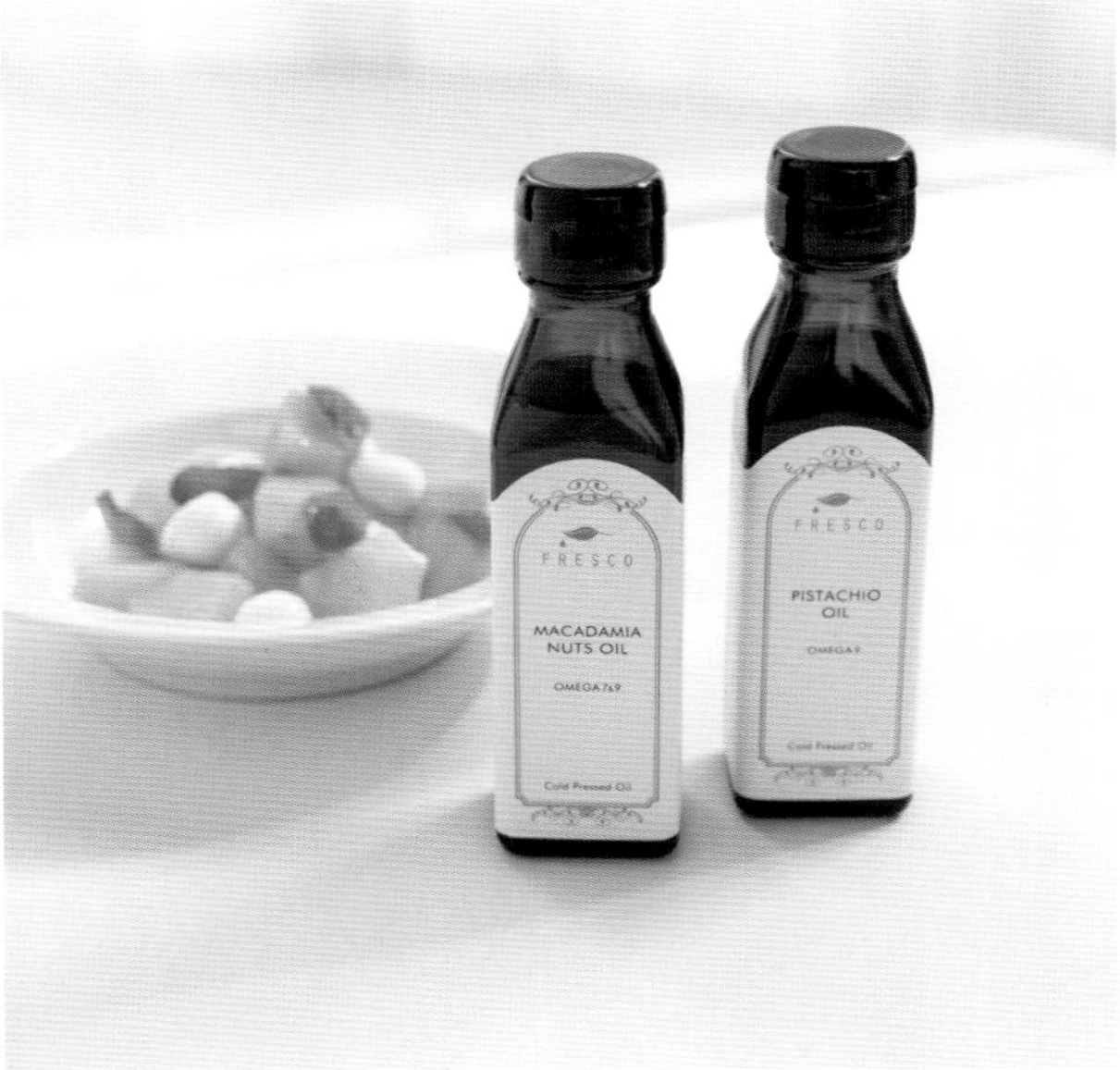

Seasoning

ナッツを搾って作られた フレッシュなオイルを 仕上げにひとたらし

マカダミアナッツとピスタチオのオイルセット。ナッツを焙煎した後、熱を加えず原料に圧力をかけて搾油する「コールドプレス製法」で抽出したオイルは、余計な味がしないので、シンプルなスープと好相性です。

[搾りたてオイル専門店 FRESCO]
エイジングオイルセット(100g×2本)
7,020円

Seasoning

素材の味が引き立ち、 ほんのり甘く、減塩になる フランス産の希少な塩

ミネラル成分が豊富な「ゲランドの塩」は、塩味だけでなく旨味ももたらし、食材が持つ本来のおいしさを引き出してくれるので減塩にも繋がります。シンプルなスープのベースとして使うほどに、その味を引き立てくれます。

[アクアメール] フリュイ・ド・メール
海の果実 125g
1,296円

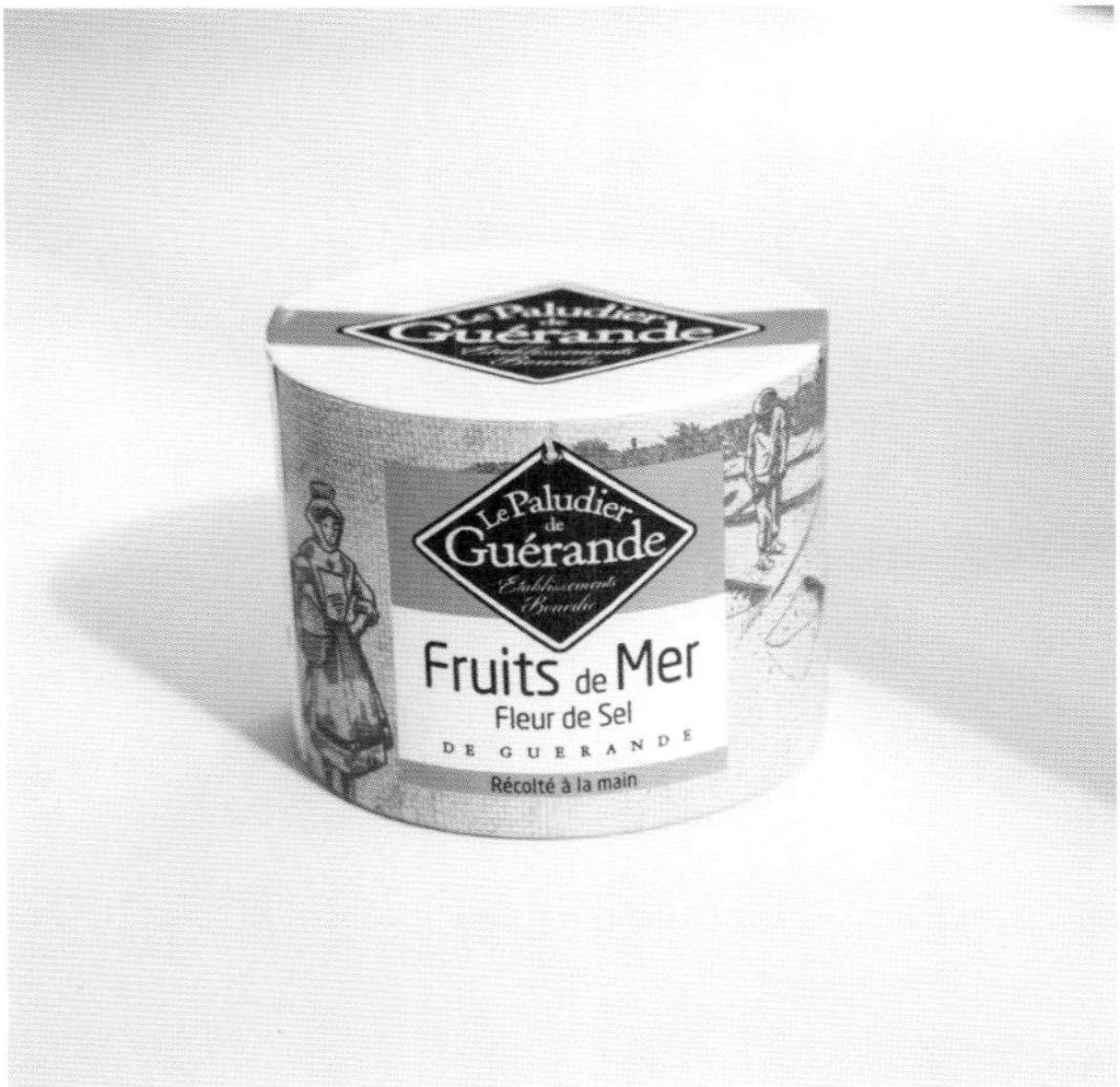

Seasoning

「飲めるオリーブオイル」で いつもの味に 奥行きをプラス

５万本以上の木から選ばれたわずか５％の傷のない実だけを手摘みで取り、３時間以内に搾られたオイル。焼き魚や納豆、冷奴などに使ったり、味噌ベースの和風スープなどに回しかけると味に深みが出ます。

[イスコ]オリーブオイル イオ エクストラホワイト ミニボトル 250ml 4,104円

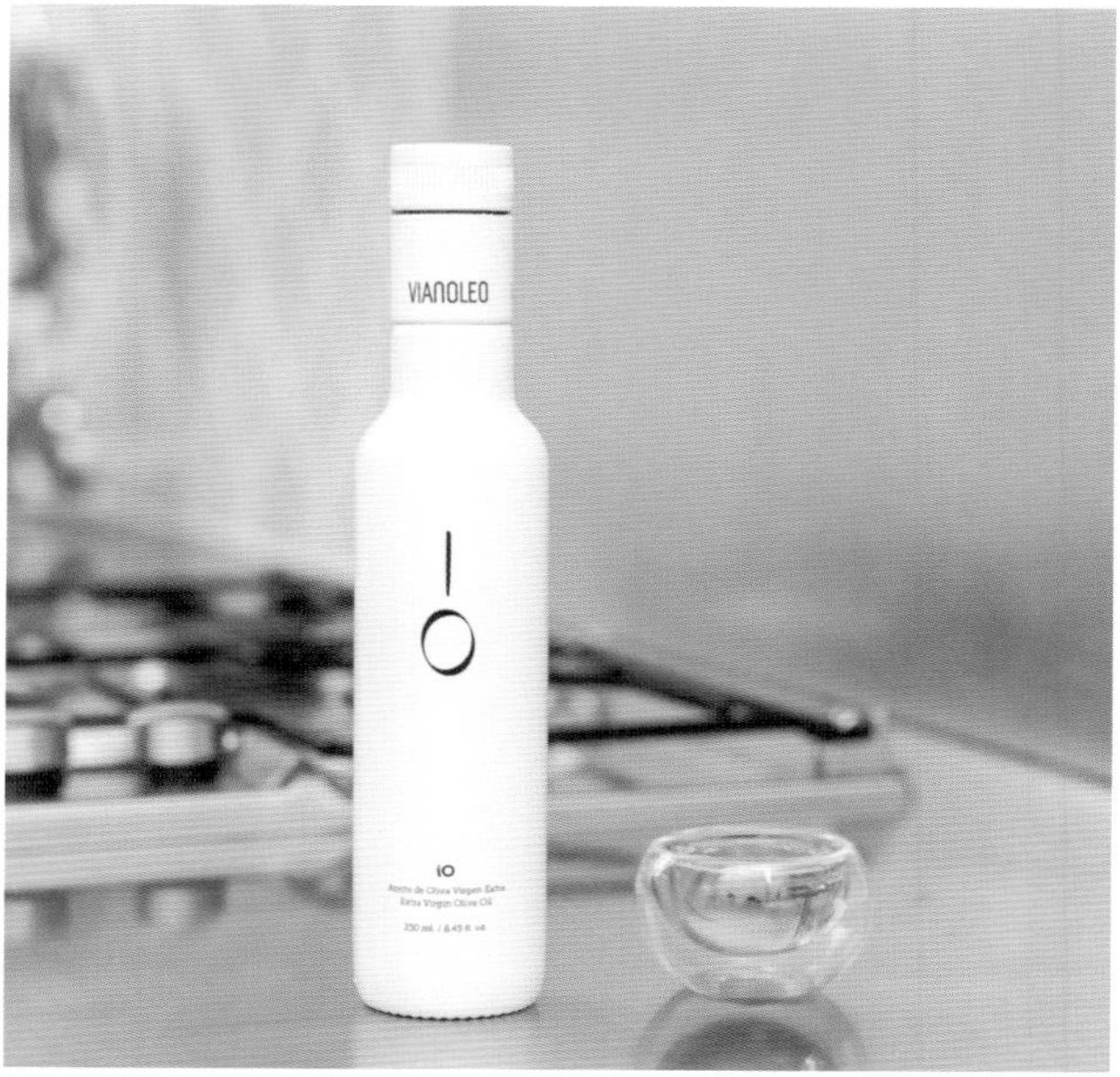

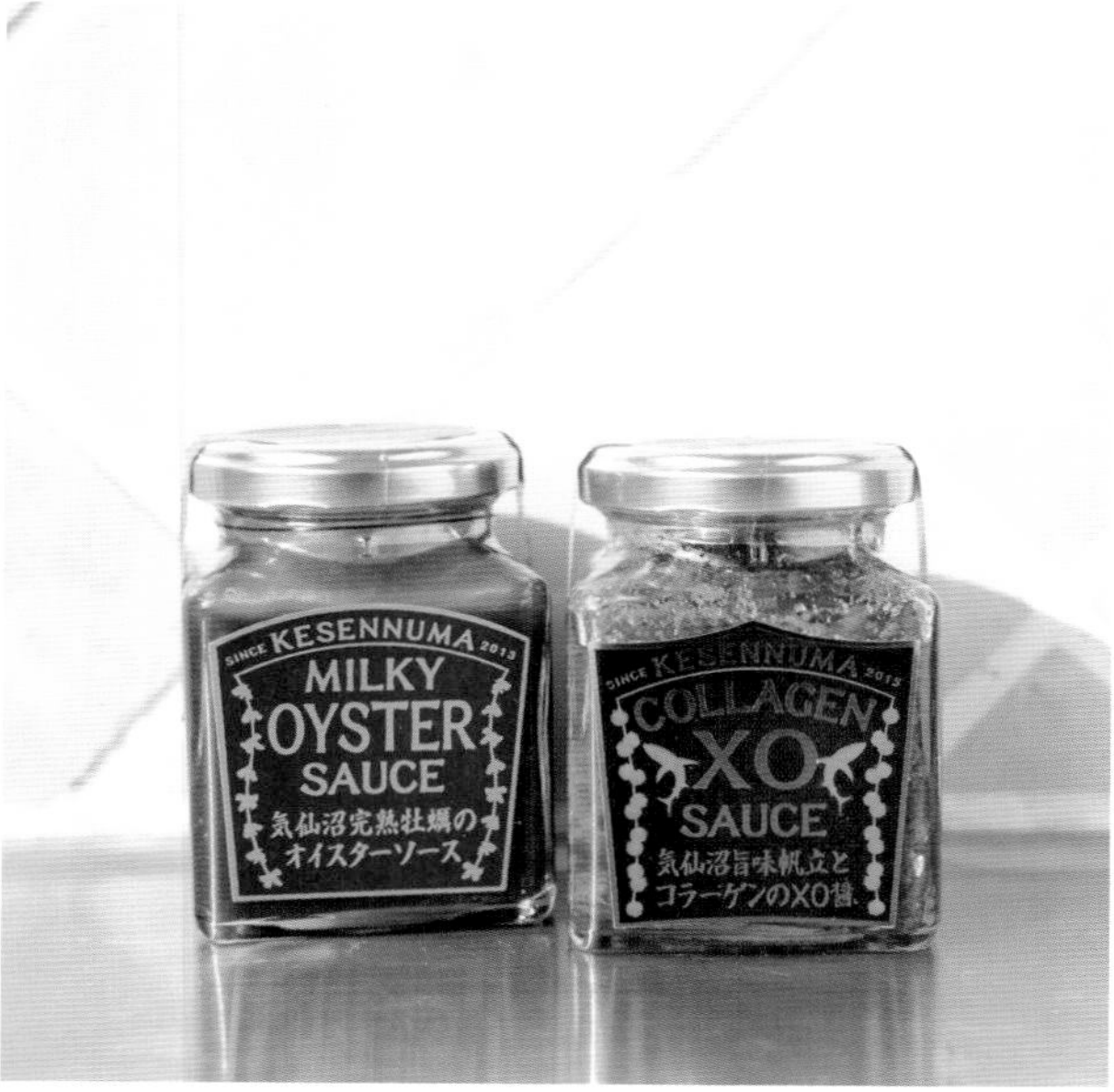

Seasoning

化学調味料も保存料ゼロ。海鮮素材をギュッと濃縮した、本格調味料

３～５月下旬にとれた牡蠣を剥いてすぐ凍結させ、天然酵素を使った特殊製法で本格的な味のオイスターソースと、旨味をギュッと凝縮した帆立貝柱が主原料のXO醤。どちらもお料理をプロ級の味にしてくれます。

〈右〉
[Smile Circle]気仙沼旨味帆立とコラーゲンのXO醤　145g 2,160円
〈左〉
[Smile Circle]気仙沼完熟牡蠣のオイスターソース　160g 972円

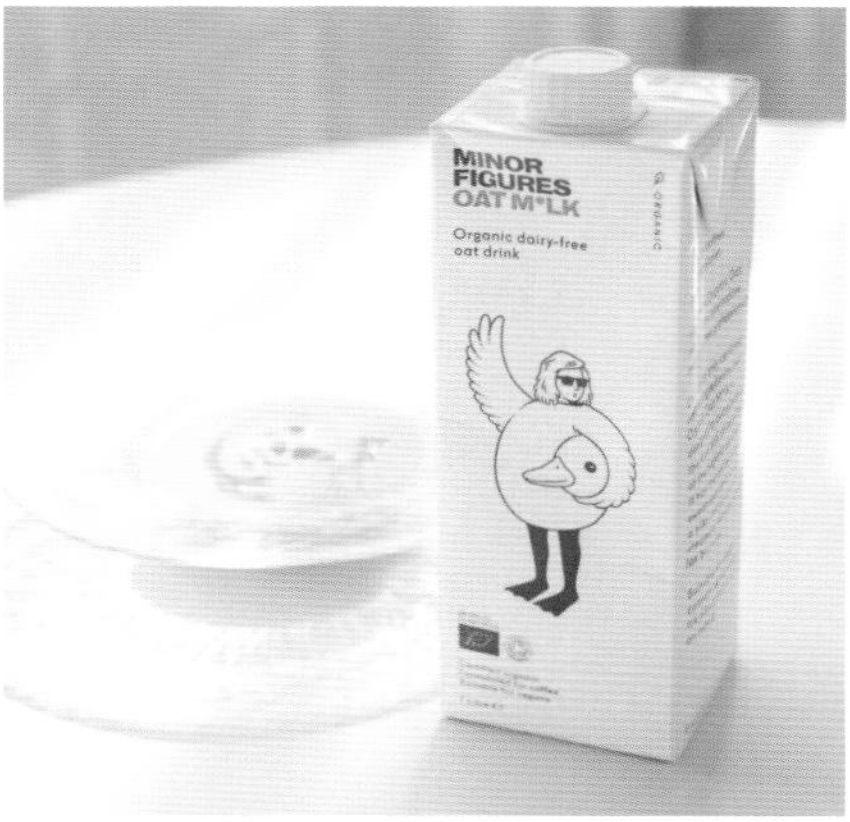

Seasoning

そのままでも、割るものとしても考えられた栄養価とコクがスープを格上げしてくれる

有機オーツ麦を原材料とし 100%植物由来、砂糖・保存料不使用で牛乳や豆乳の代わりとなるミルクは、お米、大豆、乳にアレルギーがある方も安心して飲めます。低カロリーでクセがないのでスープにも馴染みやすいです。

[Smile Circle]マイナーフィギュアズ　オーガニックオーツミルク(100ml)　864円

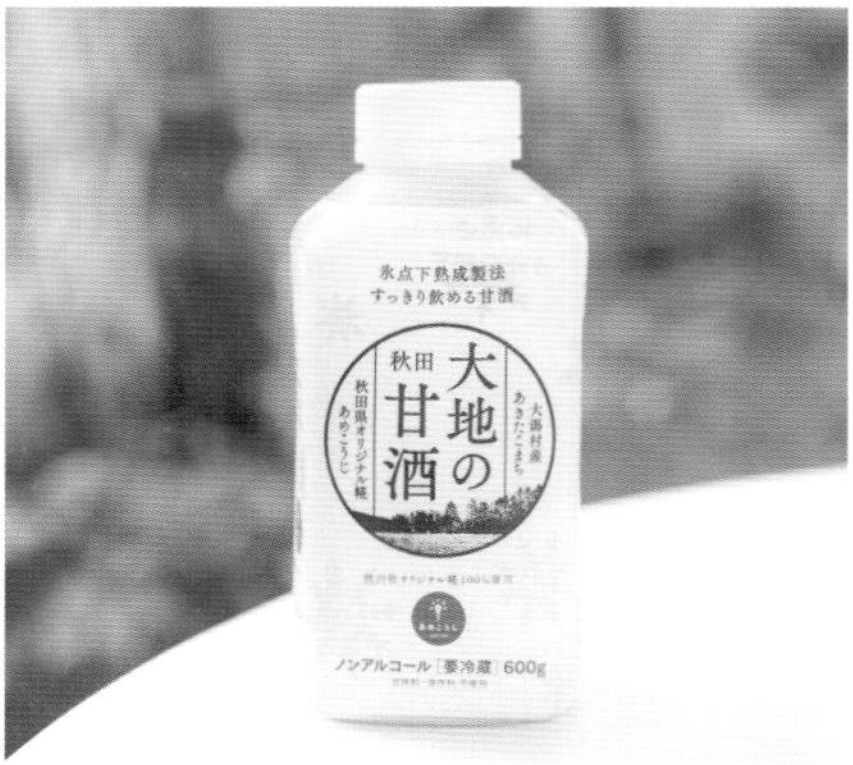

Seasoning

飲む点滴といわれる甘酒は、砂糖代わりの調味料としても使えます

発酵食品として腸内環境を整えてくれる甘酒。なかでもこの秋田県オリジナル米麹を使い、氷点下で熟成された甘酒は、スッキリとした飲み心地です。そのまま飲むのはもちろん、スープに入れて、甘味のバランスを整えています。

[大地の甘酒] 大地の甘酒 (600g× 6) 5,185円

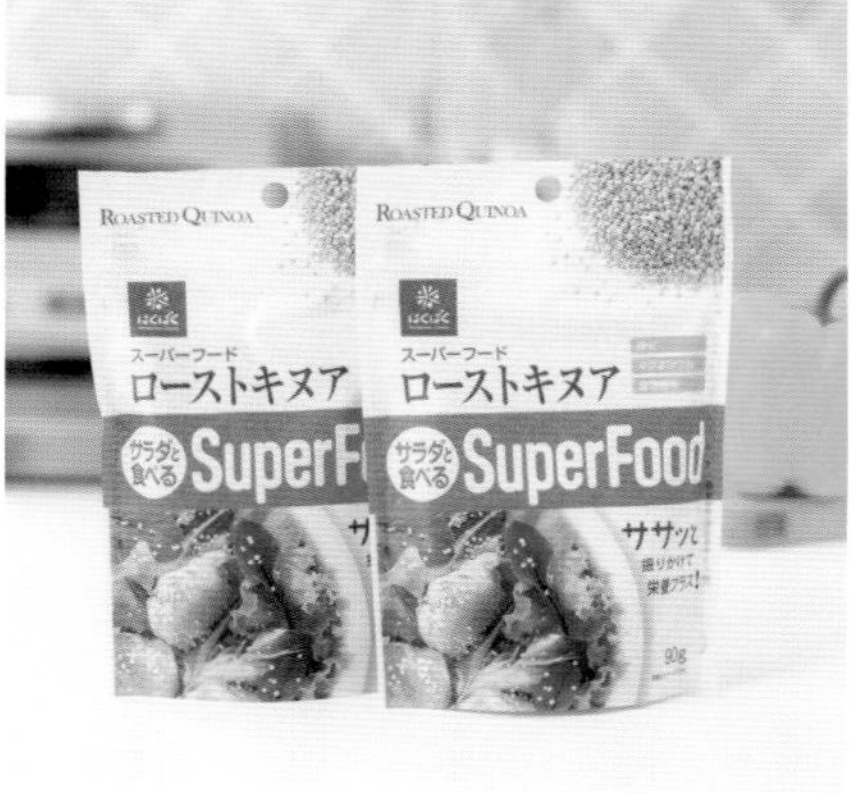

Seasoning

サラダだけじゃなくスープにも使用して食感を楽しんで

食物繊維、カリウム、マグネシウム、鉄分を豊富に含む穀物で、スーパーフードといわれるキヌア。カリカリとした食感ですが、スープに入れると水分を吸ってやわらかくなります。少量でも満腹感を得られる強い味方です。

[はくばく]サラダと食べるスーパーフード ローストキヌア 90g×1袋 540円

おわりに

ある日、定期的にサロンにいらしてくださっている50代のお客様のお肌が、見違えるほどハリに満ちて艶々になっていたのを見て「何か化粧品を変えたり、新たな美容を取り入れたりしましたか？」と伺いました。すると、化粧品は今までとまったく同じものしか使ってない、変えたとしたら、白きくらげをコトコト煮込んでスープにしたりお味噌汁に入れたりして毎日食べているのだと教えてくださいました。そこでハッと気づかされたのです。口に入れるものでお肌は変えられるということを。そこから私も、単に食事制限目的やパッと食べられる理由だけで食べていたスープを、美肌目的や健康のために食べるスープに変えようと決めました。

現在の私は、肌に艶があったりシワが少なかったりすることを、年齢を重ねるごとに褒めていただける機会が多くなり本当に有難く思いますが、もちろんそれは正しいスキンケアを徹底しているからであるのはいうまでもありません。ですがそれ以上に、口にしているもののおかげなのではないかと思うのです。

美容に関する本はこれまで何冊も出させていただきましたが、次は体の中から美しくなるための本、つまり食の本にしたいとずっと考えていました。その中でも私にとってスープは特別だったのです。

健康とお肌のために食事を見直しましょうと言われても、忙しかったりお料理が得意じゃなかったりすると、ハードルが高く感じるかもしれません。ですが、スープだったらどうでしょう。単純に具材を切って水分で煮込めば何かしらのスープになるので、誰でも簡単に作れますよね。

スープを作っているときは、アクを丁寧に取るのも、ミキサーにかけるのも、料理というより美肌の秘薬を作る実験のようで何だか楽しく感じられます。また作っている最中は没頭できて頭の中を空っぽにできるので、リラックスにもつながっています。いつも頭の中が仕事のことでいっぱい！　という方は、スープ作りがスイッチの切り替わりになるかもしれません。

　本書は、私がこれまでインスタグラムやブログなどでご紹介してきたものを中心に構成しました。といっても、いつも気ままに作っていただけなので特に定まったレシピはありませんでした。例えば同じにんじんのポタージュでも、ある日は豆乳で作ったり、また別の日にはオーツミルクにしたり、その時々の体調や冷蔵庫の事情でできた気まぐれレシピ。

　そこで、今回はみなさんにご紹介するにあたり、料理家の岡本珠子さんのお力をお借りして、私のレパートリーを具体的なレシピに落とし込みました。食材や食感にアレンジを加えたことで、私が普段家で食べていたものよりも格段においしく出来上がったと思います！

　ポタージュ、冷たいスープ、具だくさんスープ、小鍋風、甘いものが食べたくなったときにぴったりなものなど、バリエーション豊富なレシピにしたので、お好みのものからチャレンジしていただけたらと思います。

また、美容を研究する上で参考にしている韓医学や薬膳の観点や、栄養学的な知見も盛り込みたいと考え、韓医学者のキム・ソヒョン先生や管理栄養士の金丸絵里加先生にもサポートしていただきました。サロンの合間にいつもおいしいスープをいただいている釜津田健さんからは、手間ひまを惜しまず、食材にも妥協しないプロフェッショナルの観点から、本当に体にいいスープとは何かを教えていただきました。皆様に心よりお礼申し上げます。

スープは、かつては病気のときに体力を回復させるために食べるものとされていたように、胃腸に負担がなく、しっかり栄養が摂れるものです。体が喜べば、自ずと肌も輝く。肌が輝くと、心も上向き、毎日の生活が変わっていくのを感じられるはずです。

この本を手にしてくださったみなさまが毎日の生活にスープの習慣を上手に取り入れることで、心まで幸せな温もりで満たされることを願っています。

石井美保

Profile

石井美保

1976年6月23日生まれ
麻布十番にトータルビューティーサロン
「Riche」を16年構え、
メイクレッスンや美容カウンセリング、
パーソナルコンサルティングなどを行い、
多くの女性を美に導いている。
近年は美容家として女性誌にも多く取り上げられ、
石井式メソッド「こすらない洗顔」が話題となった 。
美容家として美容系CM 広告にも出演のほか、
大手企業の商品プロデュースの
コンサルティングも行うなど活動は多岐にわたる。

@miho_ishii
https://ishiimiho.com/

Staff

撮影／吉澤健太
天日恵美子 49、101p右、103～105p
料理制作・料理スタイリング／岡本珠子
アシスタント／佐藤暁代
ブックデザイン／大塚將生(marron's inc.)
スタイリスト／青木宏予
ヘアスタイリング／大野朋香(air)
編集協力／高橋奈央
マネジメント／長井佳梨
チーフプロデューサー／猪股隆明

器協力／
M苦楽園　18、27、28、35、38、41p
ARITA PORCELAIN LAB
21、47、60、92p
小峰麻也　42、59、67、95p

103～105pの商品は、
こちらのウェブサイトでもご紹介しています。
光文社公式美容サイトkokode Beauty内
「石井美保のLadyMind」
https://beauty.kokode.jp/shop/
products/list.php?category_id=4006039

石《いし》井《い》美《み》保《は》のBeauty Soup
美肌《びはだ》をつくる極上《ごくじょう》レシピ

2021年5月30日　初版第1刷発行
2021年6月5日　　　　第2刷発行

著者　石《いし》井《い》美《み》保《は》

発行者　田邉浩司
発行所　株式会社　光文社
〒112-8011　東京都文京区音羽1-16-6
電話　編集部 03-5395-8172　書籍販売部 03-5395-8116　業務部 03-5395-8125
メール　non@kobunsha.com
落丁本・乱丁本は業務部へご連絡くだされば、お取り替えいたします。

組版　堀内印刷
印刷所　堀内印刷
製本所　ナショナル製本

ISBN978-4-334-95244-0